SOINS INFIRMIERS
Médecine et chirurgie

4ᵉ édition

Suzanne C. Smeltzer
Brenda G. Bare

Brunner et Suddarth

Adaptation française sous la direction de
Lyne Cloutier *et* **Sophie Longpré**

Avec, pour l'adaptation de la section
*Examens paracliniques et interprétation
des résultats*, la participation de
Diane Courchesne

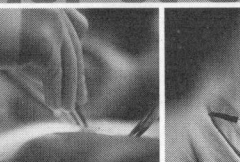
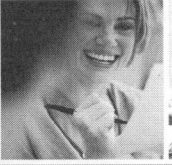
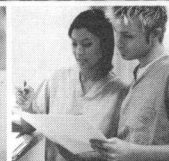

D1767425

AIDE-MÉMOIRE
Outils de surveillance
clinique et paraclinique

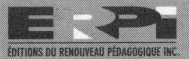

5757, RUE CYPIHOT, SAINT-LAURENT (QUÉBEC) H4S 1R3
TÉLÉPHONE : (514) 334-2690   TÉLÉCOPIEUR : (514) 334-4720
erpidlm@erpi.com   www.erpi.com

ÉDITIONS DU RENOUVEAU PÉDAGOGIQUE INC.

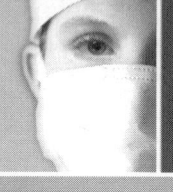

Les auteurs et l'éditeur ont pris soin de vérifier l'information présentée dans ce manuel. Ils se sont également assurés que la posologie des médicaments est exacte et respecte les recommandations et les pratiques en vigueur au moment de la publication de ce manuel. Cependant, étant donné l'évolution constante des recherches, des modifications dans les traitements et l'utilisation des médicaments deviennent nécessaires. Nous vous prions de vérifier l'étiquette-fiche de chaque médicament et les instructions de chaque appareil avant de procéder à une intervention. Cela est particulièrement important dans le cas de nouveaux médicaments, de médicaments peu utilisés et de techniques peu courantes. Les auteurs et l'éditeur déclinent toute responsabilité pour les pertes, les lésions ou les dommages entraînés, directement ou indirectement, par la mise en application de l'information contenue dans ce manuel.

Directeur, développement de produits : Sylvain Giroux

Supervision éditoriale : Jacqueline Leroux
Révision linguistique : Louise Garneau (p. 29 à 94)
Traduction : Louise Durocher (p. 29 à 94)
Correction d'épreuves : Louise Garneau et Carole Laperrière

Direction artistique : Hélène Cousineau
Coordination de la production : Muriel Normand
Conception graphique et couverture : Muriel Normand
Édition électronique : Infoscan Collette

Cet aide-mémoire est composé (p. 2 à 28) d'extraits de la version française de la dixième édition de *Brunner & Suddarth's textbook of medical-surgical nursing* et (p. 29 à 94) de la traduction de l'annexe B du même ouvrage, de Suzanne C. Smeltzer et Brenda G. Bare, publiée et vendue à travers le monde avec l'autorisation de Lippincott Williams & Wilkins.

© 2006, Éditions du Renouveau Pédagogique Inc.
Tous droits réservés

DANGER On ne peut reproduire aucun extrait de ce livre sous quelque forme ou par quelque procédé que ce soit – sur machine électronique, mécanique, à photocopier ou à enregistrer, ou autrement – sans avoir obtenu au préalable la permission écrite des Éditions du Renouveau Pédagogique Inc.

Dépôt légal : 2006
Bibliothèque et Archives nationales du Québec
Bibliothèque nationale du Canada

Imprimé au Canada

ISBN 2-7613-2122-7

12324567890 IO 9876
20406 ABCD   OF10

Sommaire des six volumes

VOLUME 1 — GÉNÉRALITÉS

PARTIE 1 — NOTIONS DE BASE EN SOINS INFIRMIERS — 1
- Chapitre 1 — Prestation des soins de santé et pratique infirmière — 3
- Chapitre 2 — Soins infirmiers communautaires — 21
- Chapitre 3 — Pensée critique, éthique et démarche systématique — 31
- Chapitre 4 — Éducation pour la santé et promotion de la santé — 55
- Chapitre 5 — Examen clinique et évaluation nutritionnelle — 75

PARTIE 2 — NOTIONS BIOPSYCHOSOCIALES RELIÉES À LA SANTÉ ET À LA MALADIE — 99
- Chapitre 6 — Homéostasie, stress et adaptation — 101
- Chapitre 7 — Individu, famille et maladie — 125
- Chapitre 8 — Soins infirmiers transculturels — 143
- Chapitre 9 — Génétique — 159
- Chapitre 10 — Phénomène de chronicité — 187
- Chapitre 11 — Réadaptation : principes et techniques — 201
- Chapitre 12 — Soins aux personnes âgées — 241

PARTIE 3 — PRISE EN CHARGE DE LA PERSONNE : PRINCIPES ET DIFFICULTÉS — 277
- Chapitre 13 — Douleur — 279
- Chapitre 14 — Bilan hydroélectrolytique — 319
- Chapitre 15 — État de choc et défaillance multisystémique — 375
- Chapitre 16 — Oncologie — 399
- Chapitre 17 — Soins palliatifs — 463
- Chapitre 18 — Soins d'urgence — 503
- Chapitre 19 — Soins reliés aux catastrophes d'origine naturelle ou humaine — 547

PARTIE 4 — INTERVENTION CHIRURGICALE — 575
- Chapitre 20 — Période préopératoire — 577
- Chapitre 21 — Période peropératoire — 603
- Chapitre 22 — Période postopératoire — 629

VOLUME 2 — FONCTIONS RESPIRATOIRE, CARDIO-VASCULAIRE ET HÉMATOLOGIQUE

PARTIE 5 — FONCTION RESPIRATOIRE — 1
- Chapitre 23 — Évaluation de la fonction respiratoire — 3
- Chapitre 24 — Affections des voies respiratoires supérieures — 39
- Chapitre 25 — Affections des voies respiratoires inférieures et du parenchyme pulmonaire — 67
- Chapitre 26 — Affections chroniques des voies respiratoires — 131
- Chapitre 27 — Traitements reliés aux affections respiratoires — 171

Table des matières **IV**

PARTIE 6	FONCTIONS CARDIOVASCULAIRE ET HÉMATOLOGIQUE	**225**
Chapitre 28	Évaluation de la fonction cardiovasculaire	227
Chapitre 29	Arythmies et troubles de conduction	275
Chapitre 30	Coronaropathies	315
Chapitre 31	Affections cardiaques structurales, infectieuses et inflammatoires	377
Chapitre 32	Complications des affections cardiaques	407
Chapitre 33	Affections vasculaires	443
Chapitre 34	Hypertension	489
Chapitre 35	Affections hématologiques	507

VOLUME 3 FONCTIONS DIGESTIVE, MÉTABOLIQUE ET ENDOCRINIENNE

PARTIE 7	FONCTION DIGESTIVE	**1**
Chapitre 36	Évaluation de la fonction digestive	3
Chapitre 37	Affections de la cavité buccale et de l'œsophage	25
Chapitre 38	Intubation gastro-intestinale et traitements nutritionnels spéciaux	57
Chapitre 39	Affections gastriques et duodénales	89
Chapitre 40	Affections intestinales et rectales	113

PARTIE 8	FONCTIONS MÉTABOLIQUE ET ENDOCRINIENNE	**167**
Chapitre 41	Affections hépatiques	169
Chapitre 42	Affections biliaires et pancréatiques	223
Chapitre 43	Diabète	249
Chapitre 44	Affections endocriniennes	317

VOLUME 4 FONCTIONS RÉNALE ET REPRODUCTRICE

PARTIE 9	FONCTION RÉNALE	**1**
Chapitre 45	Évaluation de la fonction rénale	3
Chapitre 46	Troubles des voies urinaires, dialyse et chirurgie du rein	27
Chapitre 47	Affections des reins et des voies urinaires	73

PARTIE 10	FONCTION REPRODUCTRICE	**139**
Chapitre 48	Évaluation de la fonction reproductrice chez la femme et soins spécifiques	141
Chapitre 49	Affections de la fonction reproductrice chez la femme	191
Chapitre 50	Affections du sein	231
Chapitre 51	Évaluation et affections de la fonction reproductrice chez l'homme	277

VOLUME 5 — FONCTIONS IMMUNITAIRE ET TÉGUMENTAIRE

PARTIE 11 — FONCTION IMMUNITAIRE — 1

- Chapitre 52 Évaluation de la fonction immunitaire — 3
- Chapitre 53 Immunodéficience — 25
- Chapitre 54 Infection par le VIH et sida — 37
- Chapitre 55 Troubles allergiques — 83
- Chapitre 56 Affections rhumatismales — 109
- Chapitre 57 Maladies infectieuses — 145

PARTIE 12 — FONCTION TÉGUMENTAIRE — 185

- Chapitre 58 Évaluation de la fonction tégumentaire — 187
- Chapitre 59 Affections cutanées — 205
- Chapitre 60 Brûlures — 265

VOLUME 6 — FONCTIONS SENSORIELLE, NEUROLOGIQUE ET MUSCULOSQUELETTIQUE

PARTIE 13 — FONCTION SENSORIELLE — 1

- Chapitre 61 Troubles de la vue et affections oculaires — 3
- Chapitre 62 Troubles auditifs et affections de l'oreille — 55

PARTIE 14 — FONCTION NEUROLOGIQUE — 87

- Chapitre 63 Évaluation de la fonction neurologique — 89
- Chapitre 64 Troubles neurologiques — 121
- Chapitre 65 Atteintes vasculaires cérébrales — 163
- Chapitre 66 Traumatismes craniocérébraux et blessures médullaires — 191
- Chapitre 67 Infections neurologiques, maladies auto-immunes et neuropathies — 229
- Chapitre 68 Cancers et affections dégénératives du système nerveux — 267

PARTIE 15 — FONCTION MUSCULOSQUELETTIQUE — 305

- Chapitre 69 Évaluation de la fonction musculosquelettique — 307
- Chapitre 70 Traitements des atteintes musculosquelettiques — 325
- Chapitre 71 Affections musculosquelettiques — 361
- Chapitre 72 Traumatismes musculosquelettiques — 391

Table des matières

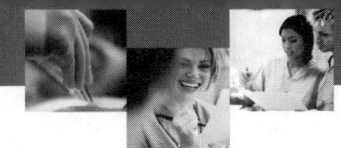

Stades d'une plaie de pression 2

Échelles d'intensité de la douleur 4

Échelle de visages douloureux 5

Processus de triage 6

Principaux déséquilibres hydroélectrolytiques 8

Déséquilibres acidobasiques et compensation 12

Valeurs normales du sang artériel et du sang veineux 12

Types d'angine 13

ECG : graphique et éléments couramment mesurés 14

Effets de l'ischémie, de la lésion et de la nécrose sur le tracé de l'ECG 15

Types de cellules sanguines et principales fonctions 16

Calcul de la pression de la perfusion cérébrale 17

Caractéristiques des brûlures selon la profondeur 18

Règle des neuf 20

Échelle de Glasgow 21

Lésions cutanées primaires, secondaires et vasculaires 22

Examens paracliniques et interprétation des résultats 28

Stades d'une plaie de pression

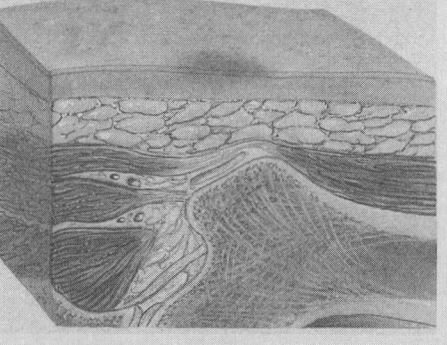 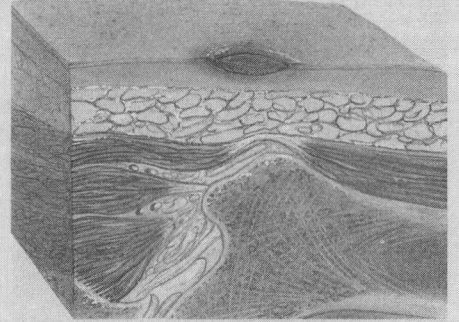

STADE I

- Zone d'érythème
- Érythème qui ne blanchit pas sous la pression du doigt
- Élévation de la température de la peau
- Tuméfaction et congestion des tissus
- Malaise
- Rougeur qui fait place peu à peu à une coloration bleu-gris cendré

STADE II

- Rupture de la peau
- Abrasion, phlyctène ou cratère superficiel
- Œdème persistant
- Écoulements
- Infection possible

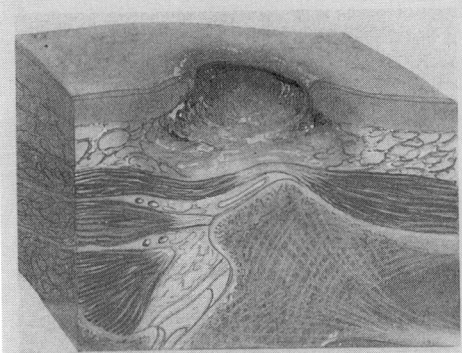

STADE III
- Atteinte du tissu sous-cutané
- Nécrose et écoulements
- Infection

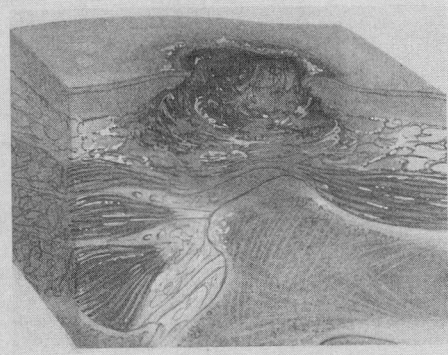

STADE IV
- Atteinte du muscle et de l'os sous-jacents
- Présence de poches d'infection profondes
- Nécrose et écoulements

Source : J.W. Weber et J. Kelley (2003), *Health assessment in nursing* (2ᵉ éd.), Philadelphie, Lippincott Williams & Wilkins.

Échelles d'intensité de la douleur

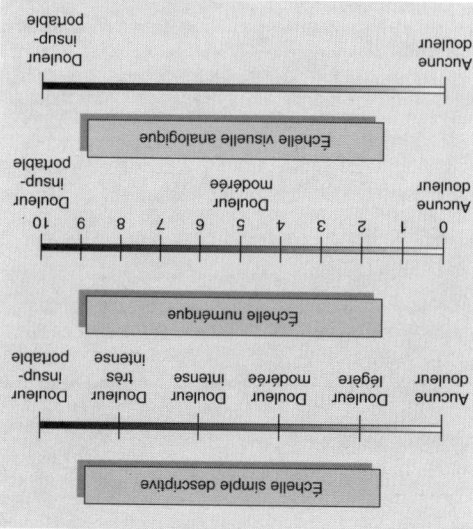

Pour chacune de ces échelles, il est recommandé d'utiliser une ligne de base de 10 cm de longueur.

Échelle de visages douloureux

Plier   0   2   4   6   8   10   Plier

« Ces visages montrent *combien* on peut avoir mal. Ce visage (montrer celui de gauche) montre quelqu'un qui n'a *pas mal du tout*. Ces visages (les montrer un à un de gauche à droite) montrent quelqu'un qui a de plus en plus mal, jusqu'à celui-ci (montrer celui de droite), qui montre quelqu'un qui a *très très mal*. Montre-moi le visage qui montre combien tu as mal en ce moment. » Les scores sont de gauche à droite : 0, 2, 4, 6, 8, 10, 0 correspondant à « pas mal du tout » et 10, à « très très mal ».

Remarques :
- *Exprimez clairement les limites extrêmes : « pas mal du tout » et « très très mal ».*
- *N'utilisez pas les mots « triste » ou « heureux ».*
- *Précisez bien qu'il s'agit de la sensation intérieure, pas de l'aspect affiché de leur visage : « Montre-moi comment tu te sens à l'intérieur de toi ».*

Source : *C.L. Hicks, C.L. von Baeyer, P. Spafford, I., van Korlaar et B. Goodenough. The Faces Pain Scale – Revised: Toward a common metric in pediatric pain measurement. Pain 2001; 93: 173-183. Échelle adaptée de D. Bien, R. Reeve, G. Champion, L. Addicoat et J. Ziegler. The Faces Pain Scale for the self-assessment of the severity of pain experienced by children: Development, initial validation and preliminary investigation for ratio scale properties. Pain 1990; 41: 139-150. Traduction extraite du site* www.painsourcebook.ca. *Reproduit avec l'autorisation de International Association for the Study of Pain® (IASP®).*

Processus de triage

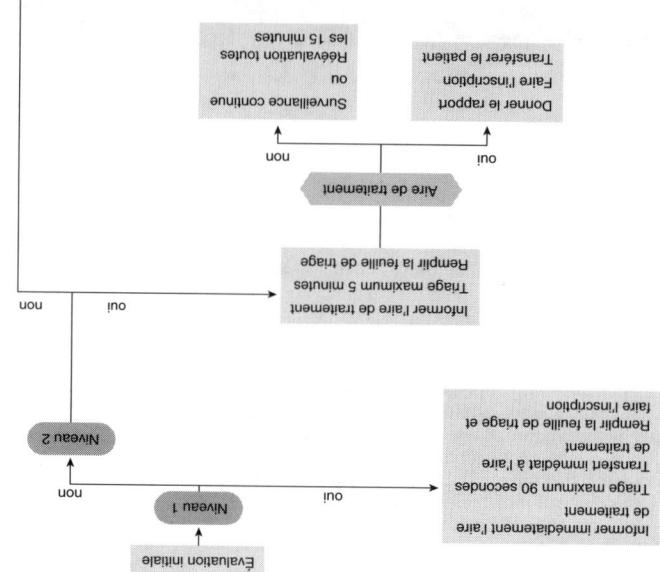
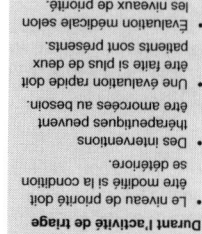

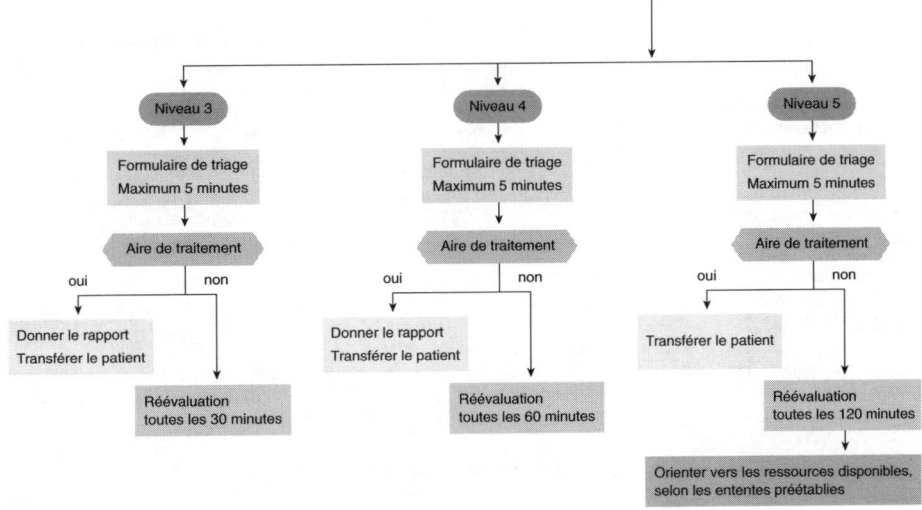

Source : Ordre des infirmières et infirmiers du Québec (2002). *Échelle de triage et de gravité : suivi du forum sur la situation dans les urgences – Contenu de formation pour le formateur et la participante.*

Principaux déséquilibres hydroélectrolytiques

Déséquilibre	Signes et symptômes et examens paracliniques
Déficit de volume liquidien (hypovolémie)	■ Perte soudaine de poids, perte d'élasticité de la peau et sécheresse de la langue, oligurie, densité urinaire élevée, pouls faible et rapide, temps de remplissage capillaire prolongé, pression veineuse centrale diminuée (PVC), baisse de la pression artérielle, veines jugulaires affaissées, étourdissements, faiblesse, soif et confusion, augmentation de la fréquence cardiaque, crampes musculaires. ■ *Résultats des analyses de laboratoire* : augmentation des taux d'hémoglobine et de l'hématocrite, augmentation de l'osmolalité urinaire et sérique et de la densité urinaire, baisse du sodium dans l'urine, hausse de l'urée et de la créatinine.
Excès de volume liquidien (hypervolémie)	■ Gain de poids soudain, œdème, turgescence des veines jugulaires, pression veineuse centrale élevée, augmentation de la pression artérielle, pouls rapide et bondissant, présence de crépitants, dyspnée et toux. ■ *Résultats des analyses de laboratoire* : baisse des taux d'hémoglobine et de l'hématocrite, baisse de l'osmolalité urinaire et sérique, baisse du sodium et de la densité urinaire.
Déficit en sodium (hyponatrémie), taux sérique de sodium < 135 mmol/L	■ Anorexie, nausée et vomissements, maux de tête, léthargie, confusion, crampes musculaires et tremblements, faiblesse, clonus, œdème de la papille optique, peau sèche, augmentation de la fréquence cardiaque, baisse de la pression artérielle. ■ *Résultats des analyses de laboratoire* : baisse du taux sérique de sodium, baisse de l'osmolalité et de la densité urinaires.

Excès de sodium (hypernatrémie), taux sérique de sodium > 145 mmol/L	- Soif, nausée, vomissements, anorexie, hyperthermie, sécheresse de la langue, sécheresse des muqueuses, hallucinations, léthargie, inquiétudes, irritabilité, convulsions tonicocloniques ou focales, réflexes ostéotendineux hypertoniques, surcharge pulmonaire, augmentation de la fréquence cardiaque et hausse de la pression artérielle. - *Résultats des analyses de laboratoire*: hausse du sodium sérique, baisse du sodium urinaire, hausse de la densité et de l'osmolalité urinaires.
Déficit en potassium (hypokaliémie), taux sérique de potassium < 3,5 mmol/L	- Fatigue, anorexie, diminution de la mobilité intestinale, nausée et vomissements, occlusion intestinale, distension abdominale, faiblesse musculaire, paresthésie, hypoesthésie, crampes dans les jambes, réflexes ostéotendineux hypoactifs, asystolie et fibrillation ventriculaire, baisse de la pression artérielle. - *ECG*: onde T plate et ondes U proéminentes, segment ST déprimé, intervalle PR prolongé.
Excès de potassium (hyperkaliémie), taux sérique de potassium > 5,3 mmol/L	- Faiblesse musculaire vague, tachycardie alternant avec bradycardie, arythmies, paralysie flasque, paresthésies, coliques intestinales, crampes, irritabilité, anxiété. - *ECG*: onde T pointue; intervalle PR et durée QRS prolongés, absence d'ondes P, segment ST déprimé.
Déficit en calcium (hypocalcémie), taux sérique de calcium < 2,15 mmol/L	- Engourdissements, fourmillements au bout des doigts, aux orteils et dans les régions périlabiales, signes de Trousseau et de Chvostek positifs, convulsions, réflexes ostéotendineux hypoactifs, irritabilité, bronchospasme, anxiété, altération du temps de coagulation, baisse de la prothrombine. - *ECG*: intervalle QT prolongé et segment ST allongé.
Excès de calcium (hypercalcémie), taux sérique de calcium > 2,5 mmol/L	- Faiblesse musculaire, constipation, anorexie, nausée et vomissements, polyurie et polydipsie, diminution des réflexes ostéotendineux, léthargie, douleur profonde aux os, fractures pathologiques, douleurs lombaires, formation de lithiases de calcium. - *ECG*: intervalle QT raccourci, bradycardie, bloc de branches.

Principaux déséquilibres hydroélectrolytiques **10**

Principaux déséquilibres hydroélectrolytiques (*suite*)

Déséquilibre	Signes et symptômes et examens paracliniques
Déficit en magnésium (hypomagnésémie), taux sérique de magnésium < 0,65 mmol/L	■ Irritabilité neuromusculaire, signes de Trousseau et de Chvostek positifs, insomnie, sautes d'humeur, anorexie, vomissements, réflexes ostéotendineux hypertoniques et augmentation de la pression artérielle. ■ *ECG* : extrasystoles ventriculaires (ESV), ondes T plates ou inversées, segment ST déprimé.
Excès de magnésium (hypermagnésémie), taux sérique de magnésium > 1,25 mmol/L	■ Bouffées de chaleur, hypotension, somnolence, réflexes ostéotendineux hypoactifs, perturbation de la fonction respiratoire, arrêt cardiaque et coma, diaphorèse. ■ *ECG* : tachycardie alternant avec bradycardie, intervalle PR et QRS prolongés.
Déficit en phosphore (hypophosphatémie), taux sérique de phosphore < 0,87 mmol/L	■ Paresthésies, faiblesse musculaire, douleur osseuse, angine, confusion, myocardiopathie, insuffisance respiratoire, convulsions, hypoxie tissulaire et augmentation du risque d'infection.
Excès de phosphore (hyperphosphatémie), taux sérique de phosphore > 1,45 mmol/L	■ Tétanie, tachycardie, anorexie, nausée et vomissements, faiblesse musculaire, signes et symptômes de l'hypocalcémie.

Déficit en chlorure (hypochlorémie), taux sérique de chlorure < 97 mmol/L	■ Agitation, irritabilité, tremblements, crampes musculaires, réflexes ostéotendineux profonds hypertoniques, tétanie, respirations lentes et superficielles, convulsions, arythmies, coma. ■ *Résultats des analyses de laboratoire*: baisse du chlorure sérique, baisse du sodium sérique, hausse du pH, hausse du bicarbonate sérique, hausse du dioxyde de carbone, baisse du taux urinaire de chlorure.
Excès de chlorure (hyperchlorémie), taux sérique de chlorure > 107 mmol/L	■ Tachypnée, léthargie, faiblesse, respirations profondes et rapides, déclin de l'état cognitif, baisse du débit cardiaque, dyspnée, tachycardie, œdème qui prend le godet, arythmies, coma. ■ *Résultats des analyses de laboratoire*: hausse du chlorure sérique, hausse du sodium sérique, baisse du pH sérique, baisse du bicarbonate sérique, trou anionique normal, baisse du taux urinaire de chlorure.

Déséquilibres acidobasiques et compensation

Déséquilibre	Événement initial	Compensation
Acidose respiratoire	↑ $PaCO_2$, HCO_3^- en hausse ou normal, ↓ pH	Les reins éliminent l'H^+ et retiennent le HCO_3^-.
Alcalose respiratoire	↓ $PaCO_2$, HCO_3^- en baisse ou normal, ↑ pH	Les reins conservent l'H^+ et excrètent le HCO_3^-.
Acidose métabolique	$PaCO_2$ en baisse ou normale, ↓ HCO_3^-, ↓ pH	Les poumons éliminent le CO_2 et conservent le HCO_3^-.
Alcalose métabolique	$PaCO_2$ en hausse ou normale, ↑ HCO_3^-, ↑ pH	La diminution de la ventilation pulmonaire fait augmenter la $PaCO_2$; les reins conservent l'H^+ pour excréter du HCO_3^-.

Valeurs normales du sang artériel et du sang veineux

Paramètre	Sang artériel	Sang veineux
pH	7,35 à 7,45	7,33 à 7,41
$PaCO_2$	35 à 45 mm Hg	35 à 40 mm Hg
Sphygmo-oxymétrie	93 à 98 %	65 à 75 %
Excès ou déficit de base	+/− 2 mmol/L	+/− 4 mmol/L
HCO_3^-	22 à 26 mmol/L	24 à 28 mmol/L

Types d'angine

- **Angine stable**: crises prévisibles et régulières, déclenchées par l'effort et disparaissant au repos.
- **Angine instable** (aussi appelée angine préinfarctus ou angine accélérée): crises de plus en plus rapprochées, intenses et prolongées. La douleur est plus intense et peut se manifester au repos.
- **Angine réfractaire**: angine grave et invalidante.
- **Angine de Prinzmetal**: crises spontanées caractérisées par une douleur au repos et un susdécalage du segment ST à l'ECG; elle serait causée par un spasme d'une artère coronaire.
- **Ischémie silencieuse**: absence de symptômes même en présence de signes cliniques d'ischémie (changements électriques décelés sur l'électrocardiogramme à l'épreuve d'effort, par exemple).

ECG: graphique et éléments couramment mesurés

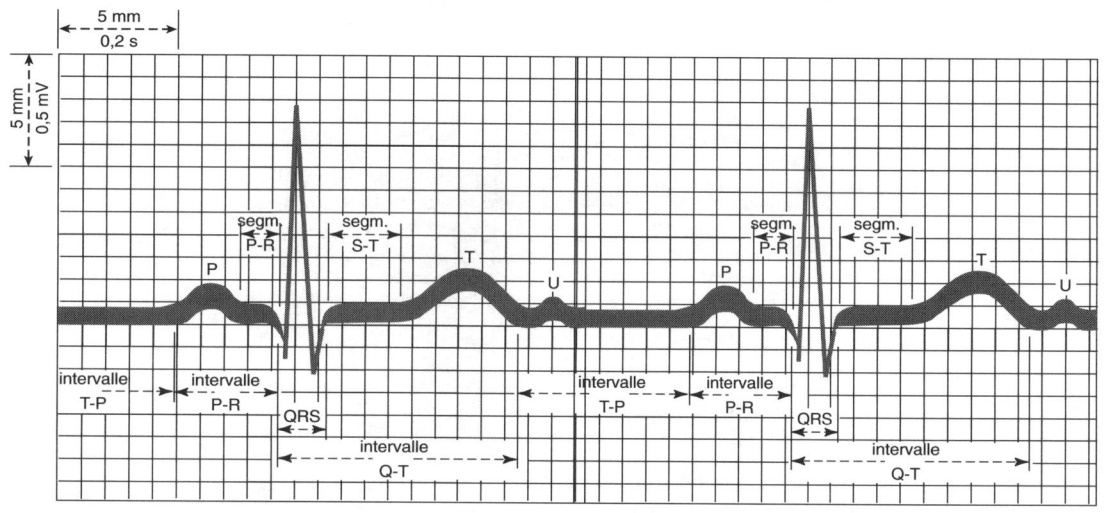

Chaque petit carré correspond à 0,04 seconde sur l'axe horizontal et à 1 mm ou 0,1 millivolt sur l'axe vertical. On mesure l'intervalle P-R du début de l'onde P jusqu'au début du complexe QRS; le complexe QRS, du début de l'onde Q à la fin de l'onde S; l'intervalle Q-T, du début de l'onde Q à la fin de l'onde T; et l'intervalle T-P, de la fin de l'onde T au début de l'onde P suivante.

Effets de l'ischémie, de la lésion et de la nécrose sur le tracé de l'ECG

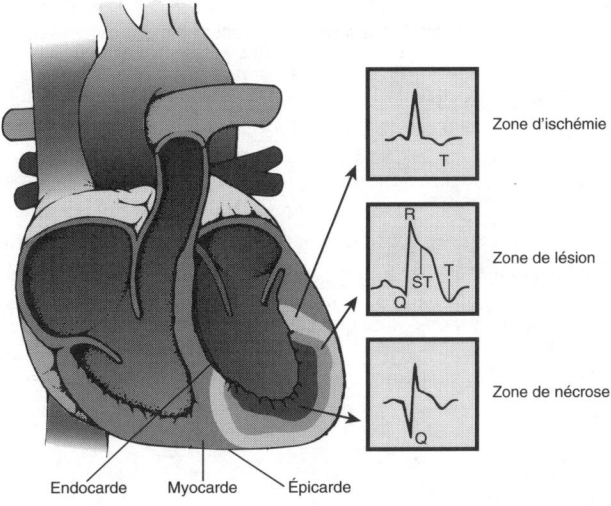

L'ischémie modifie la repolarisation du myocarde, ce qui se traduit par l'inversion de l'onde T sur l'ECG. Les lésions au myocarde entraînent l'élévation du segment S-T et de grandes ondes T symétriques. Lors d'un infarctus du myocarde complet, on note la formation d'ondes Q ou QS en raison de l'absence de courant de dépolarisation dans les zones de tissu nécrosé et de l'enregistrement de courants provenant des parties du cœur opposées à la partie touchée.

Types de cellules sanguines et principales fonctions **16**

Types de cellules sanguines et principales fonctions

Types de cellules	Fonctions
Leucocytes (globules blancs)	Ils combattent les infections.
■ Neutrophiles	Indispensables pour prévenir ou pour combattre les infections bactériennes par phagocytose, ils ont une durée de vie moyenne de 6 heures à quelques jours.
■ Monocytes	Ils pénètrent dans les tissus sous forme de macrophages; ils sont extrêmement phagocytaires, en particulier contre les champignons; ils participent à la surveillance immunitaire.
■ Éosinophiles	Ils contribuent aux réactions allergiques (neutralisation de l'histamine); ils digèrent les protéines étrangères.
■ Basophiles	Ils contiennent de l'histamine, qui joue un rôle important dans les réactions d'hypersensibilité.
■ Lymphocytes	Ce sont des composants du système immunitaire.
• Lymphocytes T	Ils sont chargés de l'immunité à médiation cellulaire; ils peuvent repérer les substances « étrangères » (système de surveillance).
• Lymphocytes B	Ils sont chargés de l'immunité humorale (qui se rapporte à l'ensemble des liquides de l'organisme); de nombreux lymphocytes se transforment en plasmocytes pour former des anticorps.
■ Plasmocytes	Ils sécrètent l'immunoglobuline (Ig, anticorps); ils constituent la forme la plus mûre des lymphocytes B.
Érythrocytes (globules rouges)	Ils transportent l'hémoglobine qui achemine l'oxygène vers les tissus; leur durée de vie moyenne est de 120 jours.
Thrombocytes (plaquettes)	Ce sont des fragments de mégacaryocytes, donc pas de véritables cellules; ils font partie du mécanisme de base de la coagulation; ils assurent l'hémostase; leur durée de vie moyenne est de 10 jours.

Calcul de la pression de la perfusion cérébrale

> Si la pression artérielle est de 140/80 mm Hg et la pression intracrânienne (PIC) de 18, la pression de la perfusion cérébrale (PPC) est de 82 mm Hg, d'après les calculs suivants.
>
> $$PPC = PAM - PIC$$
>
> Sachant que $PAM = PAD + \dfrac{(PAS - PAD)}{3}$
>
> $$PPC = 80 + \dfrac{(140 - 80)}{3} - 18$$
>
> $$= 82$$

PAM : Pression artérielle moyenne
PAD : Pression artérielle diastolique
PAS : Pression artérielle systolique

Caractéristiques des brûlures selon la profondeur

Profondeur et causes possibles	Couches de la peau	Symptômes	Aspect	Évolution
Brûlure superficielle (premier degré)				
■ Coup de soleil ■ Exposition brève à une source de chaleur de faible intensité	■ Épiderme	■ Picotements ■ Hyperesthésie (hypersensibilité) ■ Douleur soulagée par le froid	■ Rougeur; peau qui blanchit à la pression ■ Peu ou pas d'œdème ■ Pustules possibles	■ Guérison complète en une semaine; pas de cicatrice ■ Desquamation
Brûlure partielle (deuxième degré)				
■ Brûlure par un liquide chaud ou une flamme	■ Épiderme, derme superficiel	■ Douleur ■ Hyperesthésie ■ Sensibilité à l'air froid	■ Phlyctènes sur fond rouge marbré; épiderme rompu et suintant ■ Œdème	■ Guérison en deux à quatre semaines ■ Peut laisser des cicatrices et une dépigmentation ■ L'infection peut la transformer en brûlure du 3e degré

Brûlure profonde (troisième degré)

- Feu - Exposition prolongée à un liquide bouillant - Courant électrique - Produit chimique	- Épiderme, derme et parfois tissus sous-cutanés - Peut atteindre les tissus conjonctifs, les muscles et les os	- Absence de douleur - Symptômes de choc - Hématurie (sang dans les urines) et hémolyse probable (destruction des cellules sanguines) - Lésions probables aux points d'entrée et de sortie du courant (brûlure électrique)	- Peau sèche, blanche, semblable à du cuir ou carbonisée - Peau rompue et exposition du tissu adipeux - Œdème	- Escarres - Greffes nécessaires - Cicatrices, déformation et perte de fonction - Contraction - Perte possible des doigts ou des membres

Règle des neuf

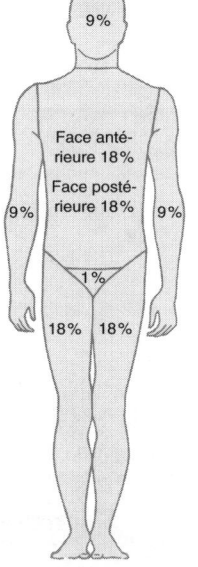

9%

Face anté-
rieure 18%

Face posté-
rieure 18%

9%   9%

1%

18%   18%

Cette méthode permet d'estimer
l'étendue des brûlures en pourcentage de la surface corporelle chez
l'adulte. Elle consiste à diviser la
superficie du corps en zones et à
les quantifier en multiples de neuf.
(*Remarque*: Les faces antérieure
et postérieure de la tête repré-
sentent 9 % de la surface totale.)
Chez les grands brûlés, on utilise
l'estimation du pourcentage
atteint pour calculer le volume
liquidien à remplacer.

Échelle de Glasgow

L'échelle de Glasgow sert à évaluer les réactions de la personne aux stimuli. Les scores s'échelonnent de 3 (coma profond) à 15 (état normal).

Réaction

- Ouverture des yeux
  - Spontanée — 4
  - Sur demande verbale — 3
  - À la douleur — 2
  - Pas de réaction — 1

- Meilleure réaction verbale
  - Orientée — 5
  - Confuse — 4
  - Paroles non appropriées — 3
  - Sons incompréhensibles — 2
  - Pas de réaction — 1

- Meilleure réaction motrice
  - Sur demande verbale — 6
  - Localisation de la douleur — 5
  - Mouvement de retrait — 4
  - Flexion (décortication) — 3
  - Extension (décérébration) — 2
  - Pas de réaction — 1

- Total — 3 à 15

Lésions cutanées primaires, secondaires et vasculaires **22**

Lésions cutanées primaires, secondaires et vasculaires

Lésions cutanées primaires

Les lésions cutanées primaires sont des lésions initiales issues d'une peau antérieurement saine. Les lésions secondaires peuvent provenir de lésions primaires et sont le résultat de l'évolution de la maladie primaire sous une autre forme.

Macule, tache

Changement de la couleur de la peau; lésion non palpable et mate (de couleur brune, blanche, brun clair, violette ou rouge).

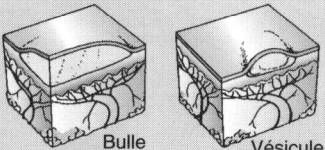
Macule   Tache

- Macule: < 1 cm, contour circonscrit
- Tache: ≥ 1 cm, peut avoir un contour irrégulier

Exemples: taches de rousseur, nævi plats, pétéchies, rubéole, vitiligo, taches de vin, ecchymoses

Papule, plaque

Lésion pleine, palpable et saillante.
Contour circonscrit.

Vésicule, bulle

Lésion palpable, saillante et circonscrite, contenant un liquide séreux.

- Vésicule: < 0,5 cm
- Bulle: ≥ 0,5 cm

Exemples:

Vésicule: herpès simplex/zona, varicelle, herbe à puces, phlyctène (cloque)
Bulle: pemphigus, dermite de contact, grosses cloques, herbe à puces, impétigo bulleux

Papule ortifiée

- Lésion saillante aux contours temporaires.
- Souvent irrégulière.

La plaque peut être constituée d'un ensemble de papules au dessus plat.

- Papule: < 0,5 cm
- Plaque: ≥ 0,5 cm

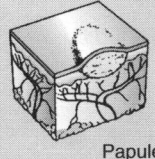
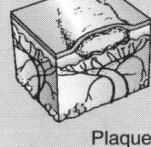

Exemples:

Papules: nævi saillants, verrues, lichen plan
Plaques: psoriasis, kératose actinique

Nodule, tumeur

Lésion ferme, palpable et saillante.

S'étend plus en profondeur dans le derme que la papule.

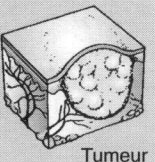

- Nodule: 0,5 à 2 cm; circonscrit
- Tumeur: > 1 à 2 cm; les tumeurs n'ont pas toujours de contour net.

Exemples:

Nodules: lipome, carcinome squameux, injection mal absorbée, dermatofibrome
Tumeurs: gros lipome, carcinome

- Couleurs et tailles diverses.
- Causée par le mouvement du liquide séreux dans le derme.
- La cavité ne contient pas de liquide (comme c'est le cas pour la vésicule).

Exemples: urticaire, morsures d'insecte

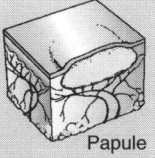

Pustule

- Vésicule ou bulle remplie de liquide purulent.

Exemples: acné, impétigo, furoncles, anthrax

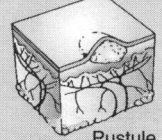

Kyste

- Lésion encapsulée remplie d'une substance liquide ou semi-liquide.
- Situé dans le tissu sous-cutané ou dans le derme.

Exemples: kystes sébacés, kystes épidermoïdaux

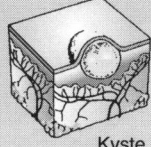

Lésions cutanées primaires, secondaires et vasculaires **24**

▨▨ Lésions cutanées primaires, secondaires et vasculaires (*suite*)

Lésions cutanées secondaires

Les lésions secondaires sont consécutives à l'évolution des lésions primaires.

Excoriation

- Perte de l'épiderme superficiel.
- Ne s'étend pas au derme.
- Dépression cutanée humide.

Exemples : vésicules rompues, marques de grattage

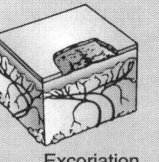
Excoriation

Ulcère

- Destruction de la peau s'étendant au-delà de l'épiderme.
- Perte de tissu nécrotique.
- Possibilité de saignement et de cicatrice.

Exemples : ulcère de stase lié à l'insuffisance veineuse, plaie de pression

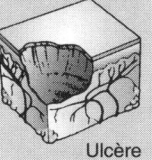
Ulcère

Cicatrice

- Marque cutanée laissée après la guérison d'une plaie ou d'une lésion.
- Remplacement, par des tissus conjonctifs, des tissus détruits.
- Jeune cicatrice : rouge ou mauve.
- Cicatrice mature : blanche ou luisante.

Exemples : plaie cicatrisée, incision chirurgicale

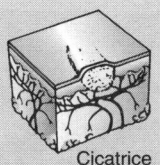
Cicatrice

Chéloïde

- Tissu cicatriciel hypertrophié.
- Secondaire à une formation excessive de collagène durant la guérison.
- Saillante, irrégulière, rouge.
- Incidence plus élevée chez les personnes à la peau foncée et d'origine africaine.

Chéloïde

Fissure

- Fente linéaire dans la peau.
- Peut s'étendre au derme.

Exemples : lèvres ou mains gercées, pied d'athlète

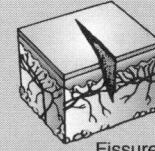
Fissure

Squames

- Écailles secondaires à un épithélium desquamé et nécrosé.
- Les écailles peuvent adhérer à la surface de la peau.
- La couleur varie (argentée, blanche).
- La texture varie (épaisse, mince).

Exemples : pellicules, psoriasis, peau sèche, pityriasis rosé

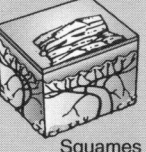
Squames

Croûte

- Couche formée de sérum, de sang et de pus séchés à la surface de la peau.
- On appelle « gale » une grosse croûte adhérente.

Exemples : résidus laissés après la rupture d'une vésicule (impétigo, herpès, eczéma)

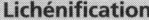
Croûte

Exemples : chéloïde d'une oreille percée ou d'une incision chirurgicale

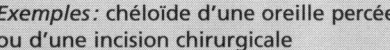

Atrophie

- Épiderme mince, sec et transparent.
- Secondaire à la perte de collagène et d'élastine.
- Vaisseaux sous-jacents parfois visibles.

Exemples : peau âgée, insuffisance artérielle

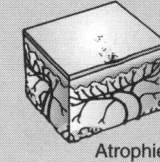
Atrophie

Lichénification

- Épaississement de la peau, rugosité.
- Accentuation des plis cutanées.
- Peut être secondaire à un frottement répété, à une irritation ou à un grattage chronique.

Exemple : dermite de contact

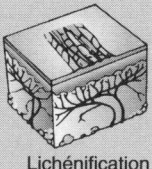
Lichénification

Lésions cutanées primaires, secondaires et vasculaires **26**

Lésions cutanées primaires, secondaires et vasculaires (*suite*)

Lésions cutanées vasculaires

Pétéchies

- Macules rondes, rouges ou violettes.
- Petites : 1 à 2 mm.
- Secondaires à un épanchement de sang.
- Associées à des troubles hémorragiques ou à une embolie.

Pétéchies

Tache de Morgan (tache rubis)

- Papuleuse et ronde.
- Rouge ou violette.
- Située sur le tronc et les membres.
- Peut blanchir sous l'effet d'une pression.
- Altération cutanée normale associée au vieillissement.
- Généralement non significative du point de vue clinique.

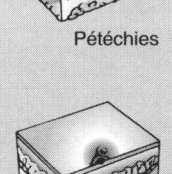
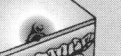
Tache de Morgan

Ecchymose

- Lésion ronde ou irrégulière.
- Plus grosse que les pétéchies.
- La couleur varie et change : teintes bleu violacé, jaune et verte.
- Secondaire à un épanchement de sang.
- Associé à un traumatisme avec hémorragie.

Ecchymose

Télangiectasie

- Les formes varient : stellaire ou linéaire.
- Teinte bleue ou rouge.
- Ne blanchit pas sous l'effet d'une pression.
- Située sur les jambes et la face antérieure du thorax.

Télangiectasie

Angiome stellaire

- Lésion rouge artériolaire.
- Corps central avec ramifications.
- Situé sur le visage, le cou, les bras et le tronc.
- Rarement situé au-dessous de la taille.
- Peut blanchir sous l'effet d'une pression.
- Associé aux maladies du foie, à la grossesse et à une carence en vitamines B.
- Secondaire à une dilatation superficielle des veines et des capillaires.
- Associée à l'augmentation de la pression veineuse (varicosités).

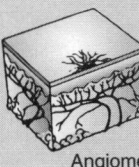

Angiome stellaire

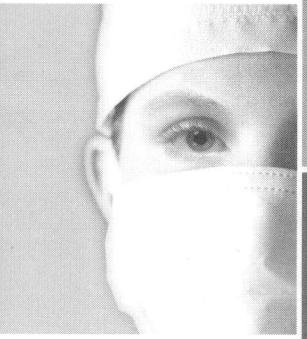
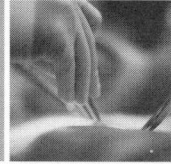
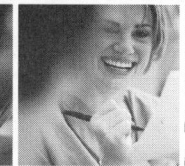
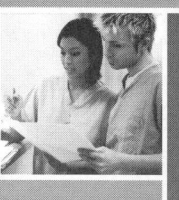

Examens paracliniques et interprétation des résultats

Adaptation française
Diane Courchesne, TM
CSSS du sud de Lanaudière

Valeurs de contrôle

Intervalles de référence – Hématologie	30
Intervalles de référence – Biochimie clinique	37
Intervalles de référence – Épreuves immunologiques	72
Intervalles de référence – Analyses biochimiques des urines	78
Intervalles de référence – Liquide céphalorachidien (LCR)	90
Autres valeurs	92

Symboles utilisés dans les tableaux qui suivent

kg = kilogramme
g = gramme
mg = milligramme
µg = microgramme
µµg = micromicrogramme
ng = nanogramme
pg = picogramme

L = litre
dL = décilitre
mL = millilitre
fL = femtolitre

mm = millimètre
µm = micron, ou micromètre
mm Hg = millimètre de mercure

mol = mole
mmol = millimole
µmol = micromole
nmol = nanomole
pmol = picomole

IU = unité internationale
U = unité

d = jour
h = heure
min = minute
s = seconde

Examens paracliniques et interprétation des résultats **30**

Intervalles de référence – Hématologie*

TABLEAU 1

Composants	Intervalles de référence (adultes)	Interprétation clinique des résultats	
		Valeurs plus élevées que la normale	**Valeurs plus basses que la normale**
Consommation de prothrombine	■ 10 à 14 s	■ Durée plus longue dans les déficiences en facteurs VIII, IX et X	
Facteur V (proaccélérine)	■ 60 à 140 %		
Facteur VIII (facteur antihémophilique A)	■ 60 à 140 %		■ Déficience dans l'hémophilie A
Facteur IX (facteur antihémophilique B, ou facteur de Christmas)	■ 60 à 140 %		■ Déficience dans l'hémophilie B
Facteur X (facteur de Stuart)	■ 60 à 140 %		■ Déficience dans le facteur de Stuart
Fibrinogène (facteur I)	■ 2 à 4 g/L	■ Grossesse ■ Infection accompagnée de leucocytose ■ Syndrome néphrotique	■ Affection grave du foie ■ Décollement placentaire

* Les résultats peuvent varier selon les techniques utilisées.

Fibrinolyse (stabilité du caillot de fibrine)	■ Absence de lyse des euglobulines après 24 heures	■ Présence de lyse dans les hémorragies massives, dans certaines interventions chirurgicales majeures et dans les réactions transfusionnelles	
Hématocrite	■ Hommes : 0,42 à 0,52 (valeurs relatives) ■ Femmes : 0,35 à 0,47 (valeurs relatives)	■ Polyglobulie ■ Déshydratation ■ Hémoconcentration associée au choc	■ Anémie grave ■ Anémie de la grossesse ■ Perte de sang massive
Hémoglobine	■ Hommes : 140 à 170 g/L ■ Femmes : 120 à 155 g/L	■ Polyglobulie ■ Bronchopneumopathie chronique obstructive ■ Hypoxie due à l'insuffisance cardiaque ■ Personnes qui vivent en haute altitude	■ Anémie ■ Grossesse ■ Hémorragie grave ■ Hémodilution
Hémoglobine A_2	■ 0,015 à 0,035 de l'hémoglobine totale (valeurs relatives)	■ Certains types de thalassémie	
Hémoglobine F	■ < 0,02 de l'hémoglobine totale (valeur relative)	■ Bébés et enfants atteints de thalassémie ■ Plusieurs types d'anémies	
Indices érythrocytaires ■ Volume globulaire moyen (VGM)	■ 81 à 99 fL	■ Anémie macrocytaire	■ Anémie microcytaire

Examens paracliniques et interprétation des résultats **32**

Intervalles de référence – Hématologie (*suite*)

TABLEAU
1

Composants	Intervalles de référence (adultes)	Interprétation clinique des résultats	
		Valeurs plus élevées que la normale	**Valeurs plus basses que la normale**
■ Teneur globulaire moyenne en hémoglobine (TGMH)	■ 28 à 33 pg	■ Anémie macrocytaire	■ Anémie microcytaire
■ Concentration globulaire moyenne en hémoglobine (CGMH)	■ 320 à 365 g/L	■ Sphérocytose héréditaire	■ Anémie hypochrome grave
Numération érythrocytaire	■ Hommes: $4,2$ à $5,7 \times 10^{12}$/L ■ Femmes: $3,8$ à $5,0 \times 10^{12}$/L	■ Diarrhée grave, accompagnée de déshydratation ■ Polyglobulie ■ Intoxication aiguë ■ Fibrose pulmonaire	■ Anémie ■ Leucémie ■ Hémorragie (quand le volume plasmatique est restauré)
Numération leucocytaire ■ Neutrophiles	■ $4,5$ à 11×10^9/L (valeurs totales) ■ $0,45$ à $0,73$ (valeurs relatives)	■ Infection aiguë ■ Traumatisme ■ Intervention chirurgicale ■ Leucémie ■ Affection maligne	■ Infection virale ou bactérienne ■ Suppression médullaire ■ Affection médullaire primaire

■ Éosinophiles	■ 0,00 à 0,04 (valeurs relatives)	■ Nécrose ■ Allergie ■ Parasitose ■ Collagénose ■ Dermatose ■ Infection subaiguë	■ Stress ■ Utilisation de certains médicaments (corticotrophine, épinéphrine, thyroxine)
■ Basophiles	■ 0,00 à 0,01 (valeurs relatives)	■ Leucémie aiguë ■ Hypothyroïdie ■ Après une intervention chirurgicale ou un traumatisme	■ Réaction allergique ■ Stress ■ Allergie ■ Parasitose ■ Utilisation de corticostéroïdes
■ Lymphocytes	■ 0,2 à 0,4 (valeurs relatives)	■ Mononucléose ■ Infection virale ■ Certaines infections bactériennes ■ Hépatite	■ Anémie aplasique ■ Lupus érythémateux disséminé ■ Immunodéficiences, y compris le sida
■ Monocytes	■ 0,02 à 0,10 (valeurs relatives)	■ Infection virale ■ Parasitose ■ Collagénose ■ Maladie hémolytique	■ Utilisation de corticostéroïdes ■ Polyarthrite rhumatoïde ■ Infection par le VIH
Numération plaquettaire	■ 140 à 500 × 10^9/L	■ Certains cancers ■ Affection myéloproliférative ■ Polyarthrite ■ Période postopératoire (diagnostic de cancer chez environ 50 % des personnes qui présentent une hausse non expliquée du nombre de plaquettes)	■ Purpura thrombopénique ■ Leucémie aiguë ■ Anémie aplasique ■ Infection ■ Réaction médicamenteuse au cours de la chimiothérapie

Examens paracliniques et interprétation des résultats **34**

Intervalles de référence – Hématologie (*suite*)

TABLEAU
1

| Composants | Intervalles de référence (adultes) | Interprétation clinique des résultats | |
		Valeurs plus élevées que la normale	Valeurs plus basses que la normale
Phosphatase alcaline leucocytaire	■ 32 à 182 (*Fast Blue*) ■ 12 à 180 (*Fast Violet*)	■ Réaction leucémoïde ■ Polyglobulie essentielle ■ Myélofibrose ■ Polycythémie vraie ■ Infection	■ Leucémie myéloïde chronique ■ Hémoglobinurie paroxystique nocturne ■ Aplasie médullaire ■ Certaines infections virales (mononucléose infectieuse)
Produits de la dégradation de la fibrine/fibrinogène (PDF)	■ < 5 mg/mL	■ Coagulation intravasculaire disséminée	
Rapport normalisé international, ou RNI (utilisé pour uniformiser les temps de prothrombine et pour surveiller l'anticoagulothérapie orale)	■ 1,0 ■ 2,0 à 3,0 ■ 2,5 à 3,5	■ Traitement de la fibrillation auriculaire, de la thrombose veineuse profonde et de l'embolie pulmonaire ■ Traitement des valvules prothétiques	
Réticulocytes	■ 0,005 à 0,02 des érythrocytes (valeurs relatives)	■ Affection qui stimule l'activité médullaire (infection, perte de sang, etc.)	■ Affection qui inhibe l'activité médullaire ■ Leucémie aiguë

		■ Après l'administration de suppléments de fer dans l'anémie ferriprive et dans la polyglobulie primitive essentielle	■ Anémie grave au stade avancé
Temps de céphaline activée (TCA) ou temps de thromboplastine partielle activée (APTT)	■ Limite inférieure de la normale: 20 à 25 s ■ Limite supérieure de la normale: 32 à 39 s	■ Durée plus longue dans les cas suivants: • déficience en fibrinogène et en facteurs II, V, VIII, IX, X, XI et XII • présence d'un anticoagulant circulant • traitement à l'héparine	
Temps de prothrombine (TP)	■ 9,5 à 12 s	■ Durée plus longue dans les cas suivants: • déficience en facteurs I, II, V, VII et X • trouble de l'absorption des lipides • affection grave du foie • traitement aux anticoagulants (Coumadin)	
Temps de saignement (technique d'Ivy)	■ 2,5 à 9,5 min	■ Durée plus longue dans les cas suivants: • thrombopénie • anomalie de la fonction plaquettaire • après la prise d'acide acétylsalicylique	

Intervalles de référence – Hématologie (*suite*)

TABLEAU 1

Composants	Intervalles de référence (adultes)	Interprétation clinique des résultats	
		Valeurs plus élevées que la normale	**Valeurs plus basses que la normale**
Vitesse de sédimentation, ou VS (méthode de Westergreen)	■ Hommes : < 15 mm/h ■ Femmes : < 20 mm/h	■ Lors de la destruction des tissus, d'origine inflammatoire ou dégénérative ■ Menstruation ■ Grossesse ■ Affection fébrile aiguë ■ Infection bactérienne	

Intervalles de référence – Biochimie clinique

TABLEAU 2

Composants	Intervalles de référence (adultes)	Interprétation clinique des résultats	
		Valeurs plus élevées que la normale	**Valeurs plus basses que la normale**
Acétoacétate	■ 30 à 300 µmol/L	■ Acidose diabétique ■ Jeûne	
Acétone	■ 51,6 à 344,0 µmol/L	■ Acidocétose diabétique ■ Toxémie gravidique ■ Alimentation pauvre en glucides ■ Alimentation riche en lipides	■ Trouble du métabolisme des sucres
Acide ascorbique (vitamine C)	■ 34 à 142 µmol/L	■ Fortes doses d'acide ascorbique employées comme mesure prophlactique contre le rhume	■ Scorbut (majorité des cas chez les enfants < 2 ans)
Acide folique (vitamine B9)*	■ Sérum: 11 à 34 nmol/L ■ Globules rouges: 340 à 1 000 nmol/L		■ Anémie mégaloblastique de la petite enfance ou de la grossesse ■ Alimentation inadéquate ■ Affection du foie ■ Syndrome de malabsorption ■ Anémie hémolytique grave

* Par dosage radio-immunologique.

Examens paracliniques et interprétation des résultats **38**

Intervalles de référence – Biochimie clinique (*suite*)

TABLEAU
2

Composants	Intervalles de référence (adultes)	Interprétation clinique des résultats	
		Valeurs plus élevées que la normale	**Valeurs plus basses que la normale**
Acide lactique	■ 0,5 à 2,2 mmol/L	■ Augmentation de l'activité musculaire ■ Insuffisance cardiaque ■ Hémorragie ■ Choc ■ Acidose lactique ■ Certaines infections fébriles ■ Grave affection du foie	
Acide urique	■ Hommes: 220 à 480 µmol/L ■ Femmes: 140 à 380 µmol/L	■ Goutte ■ Leucémie aiguë ■ Lymphome traité par chimiothérapie ■ Toxémie de la grossesse ■ Cétose ■ Hyperlipidémie ■ Diurétiques	■ Défaut de réabsorption tubulaire ■ Salicylates ■ Syndrome de Fanconi ■ Néoplasie ■ Expectorants ■ Grossesse (1er trimestre)
Adrénocorticotrophine (ACTH)	■ 0 à 35 pmol/L	■ Syndrome de Cushing lié à l'ACTH ■ Syndrome d'ACTH ectopique ■ Insuffisance surrénalienne (primaire)	■ Tumeur corticosurrénalienne ■ Insuffisance surrénalienne consécutive à l'hypopituitarisme

Aldolase	■ 0 à 6 U/L	■ Nécrose hépatique ■ Leucémie granulocytaire ■ Infarctus du myocarde ■ Affection des muscles squelettiques	
Aldostérone	■ En position assise : 111 à 638 pmol/L ■ En position couchée : 105 à 338 pmol/L	■ Hyperaldostéronisme primaire ■ Hyperaldostéronisme secondaire	■ Maladie d'Addison
Alpha-1-antitrypsine	■ Phénotype MM (normal) : 2 à 4 g/L ■ Phénotype ZZ (déficient) : < 0,05 g/L		■ Certains types d'affections chroniques des poumons et du foie chez les jeunes adultes
Alpha-1-fœtoprotéine	■ < 15 ug/L	■ Hépatocarcinome ■ Cancer métastatique du foie ■ Cancer du testicule et cancer de l'ovaire à cellules germinales ■ Anomalie de la moelle épinière par défaut de soudure chez le fœtus (valeurs élevées chez la mère)	
Alpha-hydroxybutyrate déshydrogénase	■ < 140 U/L	■ Infarctus du myocarde ■ Leucémie granulocytaire ■ Anémie hémolytique ■ Dystrophie musculaire	

Examens paracliniques et interprétation des résultats **40**

Intervalles de référence – Biochimie clinique (*suite*)

TABLEAU
2

Composants	Intervalles de référence (adultes)	Interprétation clinique des résultats	
		Valeurs plus élevées que la normale	**Valeurs plus basses que la normale**
Ammoniac	■ 11 à 35 µmol/L	■ Affection grave du foie ■ Décompensation hépatique	
Amylase	■ 23 à 85 U/L	■ Pancréatite aiguë ■ Oreillons ■ Ulcère duodénal ■ Cancer de la tête du pancréas ■ Pseudokyste pancréatique (hausse prolongée) ■ Prise de médicaments qui contractent les sphincters des canaux pancréatiques : morphine, codéine, cholinergiques	■ Pancréatite chronique ■ Fibrose et atrophie du pancréas ■ Cirrhose ■ Cancer du foie ■ Grossesse (2e et 3e trimestres)
Alanine aminotransférase (ALT)	■ 7 à 56 U/L	■ Mêmes valeurs que pour l'AST, mais augmentation plus marquée dans les affections du foie	
Antigène prostatique spécifique (APS)	■ 0 à 4 µg/L	■ Cancer de la prostate ■ Hyperplasie bénigne de la prostate ■ Prostatite	

Arsenic	■ < 0,93 à 2,6 µmol/L ■ Intoxication: 133 à 6,65 µmol/L	■ Intoxication accidentelle ou intentionnelle ■ Exposition dans le milieu de travail	
Aspartate aminotransférase (AST)	■ 10 à 47 U/L	■ Infarctus du myocarde ■ Affection des muscles squelettiques ■ Affection du foie	
Bilirubine	■ Bilirubine totale: 7 à 34 µmol/L ■ Bilirubine conjuguée: 1,7 à 8,6 µmol/L	■ Hépatite ■ Cirrhose ■ Septicémie ■ Choc ■ Anoxie hépatique ■ Hémolyse ■ Ictère par incompatibilité sanguine ■ Atteinte hépatique ■ Infarctus du myocarde ■ Myopathie ■ Hémolyse ■ Embolie pulmonaire ■ Leucémie ■ Anémie pernicieuse✗ ■ Accident cérébrovasculaire	
Calcitonine	■ < 10 ng/L ■ < 50 ng/L en cas d'insuffisance rénale	■ Certaines tumeurs non thyroïdiennes ■ Syndrome de Zollinger-Ellison ■ Cancer du foie ■ Cirrhose du foie	

Examens paracliniques et interprétation des résultats **42**

Intervalles de référence – Biochimie clinique (*suite*)

TABLEAU
2

Composants	Intervalles de référence (adultes)	Interprétation clinique des résultats	
		Valeurs plus élevées que la normale	**Valeurs plus basses que la normale**
Calcium	■ 2,13 à 2,55 mmol/L	■ Tumeur ou hyperplasie des parathyroïdes ■ Hypervitaminose D ■ Myélome multiple ■ Néphrite accompagnée d'urémie ■ Tumeur maligne ■ Sarcoïdose ■ Hyperthyroïdie ■ Immobilisation des os ■ Apport excessif de calcium (syndrome du lait et des alcalins)	■ Hypoparathyroïdie ■ Diarrhée ■ Maladie cœliaque ■ Hypovitaminose D ■ Pancréatite aiguë ■ Néphrose ■ À la suite d'une parathyroïdectomie ■ Hypoalbuminémie ■ Malabsorption ■ Malnutrition ■ Insuffisance rénale aiguë ou chronique ■ Ostéoporose
Catécholamines	■ Épinéphrine: < 540 pmol/L ■ Noradrénaline: < 2 360 pmol/L ■ Dopamine: < 935 pmol/L	■ Phéochromocytome	

Céruloplasmine	■ 0,22 à 0,42 g/L	■ Grossesse ■ Traitement aux œstrogènes ■ Hépatite virale ■ Maladie de Hodgkin ■ Hyperthyroïdie	■ Maladie de Wilson (dégénérescence hépatolenticulaire) ■ Syndrome néphrotique ■ Malabsorption ■ Malnutrition
Chlorure	■ 97 à 107 mmol/L	■ Néphrose ■ Néphrite ■ Obstruction urinaire ■ Décompensation cardiaque ■ Anémie ■ Acidose métabolique ■ Alcalose respiratoire chronique ■ Déshydratation grave	■ Diabète ■ Diarrhée ■ Vomissements ■ Pneumonie ■ Intoxication par un métal lourd ■ Syndrome de Cushing ■ Obstruction intestinale ■ Fièvre ■ Alcalose métabolique ■ Pyélonéphrite chronique ■ Acidose respiratoire chronique
Cholestérol	■ < 30 ans : 3,1 à 5,7 mmol/L ■ > 30 ans : 3,6 à 6,2 mmol/L	■ Hyperlipidémie ■ Ictère obstructif ■ Diabète ■ Hypothyroïdie ■ Syndrome néphrotique ■ Intoxication alcoolique ■ Pancréatite ■ Ischémie cardiaque ■ Hyperlipoprotéinémie de type II	■ Anémie pernicieuse ■ Anémie hémolytique ■ Hyperthyroïdie ■ Infection grave ■ Affection débilitante au stade terminal ■ Insuffisance hépatocellulaire ■ Malabsorption ■ Malnutrition ■ Abêta-lipoprotéinémie

Examens paracliniques et interprétation des résultats **44**

Intervalles de référence – Biochimie clinique (*suite*)

TABLEAU 2

Composants	Intervalles de référence (adultes)	Interprétation clinique des résultats	
		Valeurs plus élevées que la normale	**Valeurs plus basses que la normale**
Cholestérol HDL	■ Hommes: 0,91 à 1,81 mmol/L ■ Femmes: 0,91 à 2,20 mmol/L	■ Âge ■ Sexe féminin ■ Activité physique ■ Alcool ■ Médicaments hypolipémiants ■ Vitamine C ■ Insuline	■ Taux de cholestérol HDL plus bas que la normale: risque élevé de coronaropathie ■ Tabac ■ Progestatifs ■ Diabète
Cholestérol LDL	■ Hommes: 2,84 à 4,13 mmol/L ■ Femmes: 2,58 à 3,87 mmol/L	■ Taux élevé de cholestérol LDL: risque élevé de coronaropathie ■ Maladie athéromateuse ■ Hyperlipoprotéinémie de type IIa, IIb et III	
Cholinestérase	■ 620 à 1 370 U/L	■ Syndrome néphrotique ■ Exercice	■ Intoxication par un gaz neuroplégique (plus d'effet sur l'activité érythrocytaire) ■ Intoxication par les insecticides ■ Cirrhose avancée ■ Métastases hépatiques ■ Hépatite aiguë

5'nucléotidase	■ 3,2 à 11,6 U/L	■ Affection hépatobiliaire	
Clairance de la créatinine	■ Hommes : 1,42 à 2,08 mL/s ■ Femmes : 1,25 à 1,92 mL/s		■ Insuffisance rénale
CO_2 (sang veineux)	■ 24 à 32 mmol/L	■ Affection respiratoire ■ Obstruction intestinale ■ Vomissements ■ Alcalose métabolique ■ Acidose respiratoire chronique	■ Acidose métabolique ■ Néphrite ■ Éclampsie ■ Diarrhée ■ Anesthésie ■ Acidose lactique ■ Alcalose respiratoire chronique
Complément C_3	■ 0,8 à 1,7 g/L	■ Certaines affections inflammatoires ■ Grave infarctus du myocarde ■ Cancer	■ Glomérulonéphrite aiguë ■ Lupus érythémateux disséminé accompagné d'une atteinte rénale ■ Déficience héréditaire en C_3
Complément C_4	■ 0,1 à 0,5 g/L	■ Certaines affections inflammatoires ■ Infarctus du myocarde	■ Souvent dans les affections immunitaires, surtout dans le lupus érythémateux disséminé ■ Œdème de Quincke familial ■ Déficience héréditaire en C_4

Examens paracliniques et interprétation des résultats **46**

Intervalles de référence – Biochimie clinique (*suite*)

TABLEAU 2

Composants	Intervalles de référence (adultes)	Interprétation clinique des résultats	
		Valeurs plus élevées que la normale	**Valeurs plus basses que la normale**
Complément total (CH50)	▪ 0,70 à 1,20 de l'activité d'un plasma témoin (valeurs relatives)	▪ Certaines affections inflammatoires ▪ Maladie infectieuse	▪ Déficience congénitale favorisant la manifestation des affections auto-immunes (lupus érythémateux dissiminé) ▪ Déficience acquise
Cortisol*	▪ 8 h: 275 à 685 nmol/L ▪ 16 h: 165 à 300 nmol/L	▪ Stress dû à une maladie infectieuse, à une intervention chirurgicale, à des brûlures, etc. ▪ Grossesse ▪ Syndrome de Cushing ▪ Pancréatite ▪ Éclampsie ▪ Hypertyroïdie	▪ Maladie d'Addison ▪ Hypofonctionnement hypophysaire ▪ Surrénalectomie
Créatine	▪ Hommes: 10 à 40 µmol/L ▪ Femmes: 30 à 70 µmol/L	▪ Grossesse ▪ Nécrose ou atrophie des muscles squelettiques ▪ État d'inanition ▪ Hyperthyroïdie	

Créatine phosphokinase (CPK ou CK)	■ 40 à 145 U/L	■ Infarctus du myocarde ■ Affection des muscles squelettiques ■ Injections intramusculaires ■ Hypothyroïdie ■ *Delirium tremens* ■ Myopathie alcoolique ■ Traumatisme cérébral	
Créatinine	■ 5 à 125 µmol/L	■ Néphrite ■ Insuffisance rénale aiguë ou chronique	■ Grossesse ■ Dénutrition ■ Sécrétion inadéquate de l'hormone antidiurétique
Créatinine phosphokinase, isoenzymes	■ Présence de la fraction MM (muscles squelettiques) ■ Absence de la fraction MB (muscle cardiaque)	■ Présence de la fraction MB dans l'infarctus du myocarde et l'ischémie	
Cryoglobulines (qualitatives)	■ Résultat négatif	■ Myélome multiple ■ Leucémie lymphoïde chronique ■ Lymphosarcome ■ Lupus érythémateux disséminé ■ Polyarthrite rhumatoïde ■ Endocardite infectieuse subaiguë ■ Certains cancers ■ Sclérodermie	

* Par dosage radio-immunologique.

Examens paracliniques et interprétation des résultats **48**

Intervalles de référence – Biochimie clinique (*suite*)

TABLEAU 2

Composants	Intervalles de référence (adultes)	Interprétation clinique des résultats	
		Valeurs plus élevées que la normale	**Valeurs plus basses que la normale**
Cuivre	■ 11 à 24 µmol/L	■ Cirrhose ■ Grossesse	■ Maladie de Wilson
Dibucaïne (pourcentage d'inhibition de la pseudo-cholinestérase par la dibucaïne)	■ Valeurs normales : 70 à 85 % d'inhibition ■ Hétérozygotes : 50 à 65 % d'inhibition ■ Homozygotes : 16 à 25 % d'inhibition		■ Activité anormale de la pseudocholinestérase, pouvant provoquer une apnée prolongée à la succinyldicholine, un myorelaxant administré pendant l'anesthésie
Dihydrotestostérone	■ Hommes : 1,72 à 7,22 nmol/L ■ Femmes : non mesurable		■ Syndrome de féminisation testiculaire
17-hydroxyprogestérone	■ Hommes : 1,5 à 6,0 nmol/L ■ Femmes : 0,6 à 9,0 nmol/L	■ Hyperplasie congénitale des surrénales ■ Grossesse ■ Certains cas d'adénome surrénalien ou ovarien	

Électrophorèse des protéines
■ Albumine
■ Globulines:
  • Alpha 1
  • Alpha 2
  • Bêta
  • Gamma
	■ 40 à 55 g/L
	
	■ 1,5 à 2,5 g/L
	■ 4,3 à 7,5 g/L
	■ 5 à 10 g/L
	■ 6 à 13 g/L		

Épreuve d'absorption du D-xylose	■ 2 à 3,35 mmol/L		■ Syndrome de malabsorption
Fer	■ 9 à 32 µmol/L	■ Anémie pernicieuse ■ Anémie aplasique ■ Anémie hémolytique ■ Hépatite ■ Hémochromatose	■ Anémie ferriprive ■ Défaut d'absorption intestinale ■ Néoplasie ■ Polycytémie ■ Néphrose ■ Grossesse (fin)
Fer (capacité de fixation)	■ 50 à 86 µmol/L ■ Fraction de la capacité de fixation totale: 0,2 à 0,5	■ Anémie ferriprive ■ Hémorragie aiguë ou chronique ■ Hépatite ■ Carence en fer ■ Grossesse (3e trimestre)	■ Infection chronique ■ Cirrhose ■ Insuffisance hépatocellulaire ■ Malnutrition ■ Syndrome néphrotique ■ Insuffisance rénale ■ Anémie hypersidérémique ■ Hémochromatose ■ Hémosidérose

Examens paracliniques et interprétation des résultats **50**

Intervalles de référence – Biochimie clinique (*suite*)

TABLEAU 2

Composants	Intervalles de référence (adultes)	Interprétation clinique des résultats	
		Valeurs plus élevées que la normale	**Valeurs plus basses que la normale**
Ferritine*	■ 11 à 260 µg/L	■ Néphrite ■ Hémochromatose ■ Certains cancers ■ Leucémie myéloblastique aiguë ■ Myélome multiple	■ Carence en fer ■ Phlébotomie ■ Anémie ferriprive ■ Érythropoïèse inefficace
Galactose	■ < 0,28 mmol/L		■ Galactosémie
Gamma-glutamyl-transpeptidase (GGT)	■ 7 à 50 U/L	■ Affection hépatobiliaire ■ Lésions dues à des médicaments ■ Infarctus du myocarde ■ Infarctus rénal ■ Syndrome de Zollinger-Ellison	

Gastrine*	■ À jeun:
	  50 à 155 ng/L
	■ Après avoir mangé:
	  80 à 170 ng/L
		■ Ulcère duodénal
		■ Anémie pernicieuse	

Gaz sanguins ■ Pression artérielle d'oxygène (PaO$_2$) ■ Saturation en oxygène, ou sphygmooxymétrie (saO$_2$) ■ Pression artérielle de gaz carbonique (PaCO$_2$) ■ pH artériel	■ > 90 mm Hg ■ 0,96 à 0,98 (valeurs relatives) ■ 35 à 45 mm Hg ■ 7,35 à 7,45	■ Polyglobulie ■ Acidose respiratoire ■ Alcalose métabolique ■ Vomissements ■ Hyperhypnée ■ Fièvre ■ Obstruction intestinale	■ Anémie ■ Affection cardiaque ou pulmonaire ■ Décompensation cardiaque ■ Bronchopneumopathie chronique obstructive ■ Alcalose respiratoire ■ Acidose métabolique ■ Urémie ■ Acidose diabétique ■ Hémorragie ■ Néphrite
Globuline de liaison de la thyroxine (TBG)	■ 150 à 360 nmol/L	■ Hypothyroïdie ■ Grossesse ■ Œstrogénothérapie ■ Prise de contraceptifs oraux ■ Affection génétique ou idiopathique du foie	■ Prise d'androgènes et de stéroïdes anabolisants ■ Syndrome néphrotique ■ Hypoprotéinémie grave
Glucose	■ 4,0 à 5,8 mmol/L	■ Diabète ■ Néphrite ■ Hyperthyroïdie ■ Hyperpituitarisme au premier stade ■ Lésion cérébrale	■ Hyperinsulinisme ■ Hypothyroïdie ■ Hyperpituitarisme au stade avancé ■ Vomissements graves

* Par dosage radio-immunologique.

Examens paracliniques et interprétation des résultats **52**

Intervalles de référence – Biochimie clinique (*suite*)

TABLEAU
2

Composants	Intervalles de référence (adultes)	Interprétation clinique des résultats	
		Valeurs plus élevées que la normale	**Valeurs plus basses que la normale**
		■ Infection ■ Grossesse ■ Urémie ■ Coma hyperosmolaire ■ Infarctus du myocarde ■ Brûlures ■ Encéphalite	■ Maladie d'Addison ■ Atteinte hépatique grave ■ Glycogénose de type I, III et IV
Glucose-6-phosphate déshydrogénase (globules rouges)	■ Dépistage: décoloration en 20 à 100 min ■ Analyse quantitative: 1 860 à 2 500 U/L de GR		■ Anémie hémolytique médicamenteuse ■ Maladie hémolytique du nouveau-né
Glycoprotéine (alpha-1-acide)	■ 0,5 à 1,2 g/L	■ Néoplasme ■ Tuberculose ■ Diabète compliqué d'une affection vasculaire dégénérative	

		■ Grossesse ■ Polyarthrite rhumatoïde ■ Rhumatisme articulaire aigu ■ Hépatite ■ Lupus érythémateux	
Gonadotrophine chorionique, B-HCG	■ 0 à 5 IU/L	■ Grossesse ■ Môle hydatiforme ■ Choriocarcinome	■ Menace d'avortement ■ Grossesse extra-utérine
Haptoglobine	■ 0,3 à 2,0 g/L	■ Grossesse ■ Œstrogénothérapie ■ Infection chronique ■ Affections inflammatoires diverses	■ Anémie hémolytique ■ Réaction transfusionnelle hémolytique
Hémoglobine glycolysée (HbG, hémoglobine A_{1c}, hémoglobine A1)	■ Chez les personnes non diabétiques ou dont le diabète est équilibré : 0,044 à 0,064 (valeurs relatives)	■ Diabète mal équilibré	
Hémoglobine plasmatique	■ 5 à 50 mg/L de plasma	■ Réaction transfusionnelle ■ Hémoglobinurie paroxystique nocturne ■ Hémolyse intravasculaire	■ Anémie ■ Grossesse ■ Insuffisance rénale chronique

Examens paracliniques et interprétation des résultats **54**

Intervalles de référence – Biochimie clinique (*suite*)

TABLEAU 2

Composants	Intervalles de référence (adultes)	Interprétation clinique des résultats	
		Valeurs plus élevées que la normale	Valeurs plus basses que la normale
Hexosaminidase A	■ 0,49 à 0,68 (valeurs relatives) ■ Hétérozygotes: 0,26 à 0,45 ■ Maladie de Tay-Sachs: 0 à 0,04 ■ Diabète: 0,39 à 0,59		
Hexosaminidase totale	■ 333 à 375 µmol/L/h	■ Maladie de Sandhoff	■ Maladie de Tay-Sachs et hétérozygotes
Hormone de croissance*	■ Hommes: 0 à 5 µg/L ■ Femmes: 0 à 10 µg/L	■ Acromégalie ■ Gigantisme ■ Diabète de type 1 mal équilibré	■ Nanisme ■ Si incapacité de stimuler la croissance avec de l'arginine ou de l'insuline: insuffisance hypophysaire

Hormone folliculo-stimulante (FSH)*	■ Hommes : 2 à 15 IU/mL
	■ Femmes
	  • *Phase folliculaire* : 5 à 20 IU/L
	  • *Phase ovulatoire* : 12 à 30 IU/L
	  • *Phase lutéale* : 5 à 15 IU/L
	  • *Après la ménopause* : 40 à 200 IU/L
		■ Ménopause
		■ Insuffisance ovarienne primaire
		■ Insuffisance testiculaire
		■ Puberté précoce
		■ Tumeur hypophysaire
			■ Insuffisance hypophysaire
			■ Anorexie nerveuse
			■ Grossesse
			■ Anovulants

Hormone lutéinisante*	■ Hommes : 6 à 30 IU/L
	■ Femmes
	  • *Phase folliculaire* : 2 à 30 IU/L
	  • *Phase ovulatoire* : 40 à 200 IU/L
	  • *Phase lutéale* : 0 à 20 IU/L
	  • *Après la ménopause* : 35 à 120 IU/L
		■ Tumeur hypophysaire
		■ Insuffisance ovarienne
		■ Insuffisance testiculaire
		■ Puberté précoce
		■ Ménopause
			■ Insuffisance hypophysaire
			■ Anorexie nerveuse
			■ Grossesse
			■ Anovulants
			■ Hyperprolactinémie

* Par dosage radio-immunologique.

Examens paracliniques et interprétation des résultats **56**

Intervalles de référence – Biochimie clinique (*suite*)

TABLEAU 2

Composants	Intervalles de référence (adultes)	Interprétation clinique des résultats	
		Valeurs plus élevées que la normale	**Valeurs plus basses que la normale**
Immunoglobuline A (IgA)	■ 0,50 à 3,50 g/L	■ Myélome à IgA ■ Syndrome de Wiskott-Aldrich ■ Maladie auto-immune ■ Cirrhose	■ Ataxie-télangiectasie ■ Agammaglobulinémie ■ Hypogammaglobulinémie transitoire ■ Dysgammaglobulinémie ■ Entéropathie accompagnée de pertes de protéines
Immunoglobuline D (IgD)	■ 0 à 140 mg/L	■ Myélome à IgD ■ Certaines infections chroniques	
Immunoglobuline E (IgE)	■ 100 à 700 µg/L	■ Allergie ou infection parasitaire	
Immunoglobuline G (IgG)	■ 6,35 à 14 g/L	■ Myélome à IgG ■ Après une hyperimmunisation ■ Maladie auto-immune ■ Infection chronique	■ Hypogammaglobulinémie congénitale ou acquise ■ Myélome à IgA ■ Macroglobulinémie de Waldenström (IgM) ■ Certains syndromes de malabsorption ■ Grave perte de protéines

Immunoglobuline M (IgM)	■ 0,4 à 2,8 g/L	■ Macroglobulinémie de Waldenström ■ Infection parasitaire ■ Hépatite	■ Agammaglobulinémie ■ Certains myélomes à IgG et à IgA ■ Leucémie lymphoïde chronique
Insuline*	■ 35 à 145 pmol/L	■ Insulinome ■ Tumeur du pancréas ■ Acromégalie	■ Diabète
Isocitrate-déshydrogénase	■ 0,83 à 3 U/L	■ Hépatite et cirrhose ■ Ictère obstructif ■ Cancer métastatique du foie ■ Anémie mégaloblastique	
Lactate-déshydrogénase (LDH)	■ 98 à 192 U/L	■ Anémie pernicieuse non traitée ■ Anémie mégaloblastique ■ Infarctus du myocarde ■ Embolie pulmonaire ■ Maladie du foie ■ Leucémie ■ Hémolyse	

Lactate-déshydrogénase, iso-enzymes*		■ LDH-1 et LDH-2:
		  • Infarctus du myocarde
		  • Anémie mégaloblastique
		  • Anémie hémolytique	

* Par dosage radio-immunologique.

Examens paracliniques et interprétation des résultats **58**

TABLEAU
2

Intervalles de référence – Biochimie clinique (*suite*)

Composants	Intervalles de référence (adultes)	Interprétation clinique des résultats	
		Valeurs plus élevées que la normale	**Valeurs plus basses que la normale**

■ Déshydrogénase lactique totale
■ LDH-1
■ LDH-2
■ LDH-3
■ LDH-4
■ LDH-5
	■ 98 à 192 U/L
	■ Valeurs relatives:
	  • 0,2 à 0,36
	  • 0,35 à 0,46
	  • 0,13 à 0,26
	  • 0,03 à 0,10
	  • 0,02 à 0,12
		■ LDH-4 et LDH-5:
		  • Infarctus pulmonaire
		  • Insuffisance cardiaque
		  • Maladie du foie	

Lipase**	■ < 200 U/L	■ Pancréatite aiguë et pancréatite chronique ■ Obstruction des voies biliaires ■ Cirrhose ■ Hépatite ■ Ulcère gastroduodénal	
Lipides totaux	■ 4 à 8 g/L	■ Hypothyroïdie ■ Diabète ■ Néphrose ■ Glomérulonéphrite ■ Hyperlipoprotéinémie	■ Hyperthyroïdie

Lysozyme (muramidase)	■ 0,28 à 1,10 µmol/L	■ Certains types de leucémies (leucémie monocytaire aiguë) ■ Inflammations et infections	■ Leucémie ■ lymphoïde aiguë
Magnésium	■ 0,74 à 1,03 mmol/L	■ Consommation exagérée d'antiacides contenant du magnésium ■ Déshydratation grave ■ Acidose diabétique ■ Maladie d'Addison ■ Insuffisance rénale	■ Alcoolisme chronique ■ Affection rénale grave ■ Diarrhée ■ Retard de croissance ■ Hypoparathyroïdie ■ Pancréatite aiguë
Mercure	■ < 50 nmol/L	■ Intoxication au mercure ■ Infarctus du myocarde ■ Nécrose musculaire	
Myoglobine*	■ 5 à 70 µg/L	■ Infarctus du myocarde ■ Nécrose musculaire	
Œstradiol*	■ Femmes • *Phase folliculaire*: 220 à 440 pmol/L • *Phase ovulatoire*: 1 100 à 1 835 pmol/L • *Phase lutéale*: 55 à 92 pmol/L ■ Hommes: 7 à 18 pmol/L	■ Grossesse ■ Kyste ■ Tumeur ovarienne ■ Hyperplasie surrénalienne ■ Tumeur surrénalienne ■ Choriocarcinome	■ Hypofonctionnement ovarien ou hypophysaire

* Par dosage radio-immunologique.
** Varie selon les méthodes.

Examens paracliniques et interprétation des résultats **60**

Intervalles de référence – Biochimie clinique (*suite*)

TABLEAU
2

Composants	Intervalles de référence (adultes)	Interprétation clinique des résultats	
		Valeurs plus élevées que la normale	**Valeurs plus basses que la normale**
Œstriol*	■ Femmes non enceintes : < 1,75 nmol/L ■ Femmes enceintes • *10e sem.* : 14 à 62 nmol/L • *20e sem.* : 55 à 132 nmol/L • *30e sem.* : 128 à 246 nmol/L • *40e sem.* : 259 à 600 nmol/L	■ Grossesse ■ Kyste ■ Tumeur ■ Hyperplasie surrénalienne	■ Hypofonctionnement ovarien, surrénalien ou hypophysaire ■ Menace d'avortement ■ Souffrance fœtale
Œstrogènes totaux*	■ Femmes (jours du cycle) • *1 à 10* : 61 à 394 ng/L • *11 à 20* : 122 à 437 ng/L	■ Grossesse ■ Une mesure quotidienne peut servir à évaluer la réaction des femmes hypogonadotrophiques et hypo-œstrogéniques à la gonadotrophine humaine de	■ Détresse fœtale ■ Insuffisance ovarienne

	• *21 à 30*: 156 à 350 ng/L ■ Hommes: 40 à 115 ng/L	ménopause ou à la gonadotrophine hypophysaire.	
Œstrone*	■ Femmes (jours du cycle) • *1 à 10*: 160 à 665 pmol/L • *11 à 20*: 275 à 725 pmol/L • *21 à 30*: 485 à 745 pmol/L ■ Hommes: 105 à 275 pmol/L		■ Insuffisance ovarienne
11-désoxycortisol	■ 0 à 15 µmol/L	■ Forme hypertensive de l'hyperplasie surrénalienne virilisante due à une déficience en 11-bêta-hydroxylase	
Osmolalité	■ 275 à 300 mmol/kg	■ Diabète insipide ■ Diurèse osmotique	■ Sécrétion inadéquate de l'hormone antidiurétique
Parathormone (PTH)	■ 10 à 65 ng/L	■ Hyperparathyroïdie ■ Malabsorption ■ Diarrhée ■ Carence en vitamine D	■ Hypoparathyroïdie postchirurgicale ou congénitale

* Par dosage radio-immunologique.

Examens paracliniques et interprétation des résultats **62**

Intervalles de référence – Biochimie clinique (*suite*)

TABLEAU 2

Composants	Intervalles de référence (adultes)	Interprétation clinique des résultats	
		Valeurs plus élevées que la normale	**Valeurs plus basses que la normale**
Peptide C	■ 0,4 à 4,0 µg/L	■ Insulinome	■ Diabète
Phénylalanine	■ Première semaine de vie: 0,07 à 0,21 mmol/L ■ Par la suite: 0,04 à 0,21 mmol/L	■ Phénylcétonurie	■ Insuffisance rénale chronique ■ Hypoparathyroïdie
Phosphatase acide prostatique*	■ 0 à 5,5 U/L	■ Cancer de la prostate	
Phosphatase acide totale	■ Hommes: 2 à 12 U/L ■ Femmes: 0,3 à 9,2 U/L	■ Cancer de la prostate ■ Maladie de Paget au stade avancé ■ Hyperparathyroïdie ■ Maladie de Gaucher	
Phosphatase alcaline	■ 38 à 126 U/L	■ Augmentation de l'activité ostéoblastique ■ Rachitisme ■ Hyperparathyroïdie ■ Affection du foie ■ Affection des os	■ Hypophosphatasie ■ Hypoparathyroïdie ■ Anémie pernicieuse

Phosphore inorganique	■ 0,8 à 1,55 mmol/L	■ Néphrite chronique ■ Hypoparathyroïdie ■ Acromégalie ■ Intoxication à la vitamine D	■ Ostéomalacie ■ Rachitisme ■ Acidocétose diabétique ■ Hyperparathyroïdie primaire ou tertiaire
Plomb (sang total)	■ Jusqu'à 2,9 µmol/L	■ Intoxication au plomb	
Potassium	■ 3,1 à 5,1 mmol/L	■ Insuffisance rénale ■ Acidose métabolique ■ Alcalose respiratoire ■ Hyperplaquettose ■ Lyse cellulaire ■ Nécrose tissulaire	■ Hyperparathyroïdie ■ Carence en vitamine D ■ Administration de diurétiques ■ Vomissements et succion gastrique ■ Diarrhée et lavements ■ Glucocorticoïde ■ Alcalose métabolique ■ Malnutrition

Progestérone*	■ Femmes
	  • *Phase folliculaire*: < 3 nmol/L
	  • *Phase lutéale*: 30 à 80 nmol/L
	■ Femmes ménopausées et hommes: < 1 nmol/L
		■ Pour l'évaluation des anomalies du cycle menstruel et de l'infertilité, de même que de la fonction placentaire dans les grossesses accompagnées de complications (toxémie gravidique, diabète, menace d'avortement)	

* Par dosage radio-immunologique.

Examens paracliniques et interprétation des résultats **64**

Intervalles de référence – Biochimie clinique (*suite*)

TABLEAU 2

Composants	Intervalles de référence (adultes)	Interprétation clinique des résultats	
		Valeurs plus élevées que la normale	**Valeurs plus basses que la normale**
Prolactine*	■ 0 à 20 µg/L ■ Grossesse (3e trimestre): 200 à 500 µg/L	■ Grossesse ■ Trouble fonctionnel ou structurel de l'hypothalamus ■ Section de la tige pituitaire ■ Tumeur hypophysaire	
Protéines totales	■ 60 à 80 g/L	■ Hémoconcentration ■ Choc ■ Myélome multiple ■ Infection chronique ■ Affection du foie	■ Malnutrition ■ Malabsorption ■ Hémorragie ■ Brûlures ■ Protéinurie ■ Syndrome néphrotique ■ Insuffisance hépatique
Protoporphyrine (sang total)	■ Hommes: 0,20 à 0,80 µmol/L ■ Femmes: 0,34 à 0,92 µmol/L	■ Intoxication au plomb ■ Protoporphyrie érythropoïétique	

Pyridoxine (vitamine B6)	■ 120 à 540 nmol/L		■ Dépression ■ Neuropathie périphérique ■ Anémie ■ Convulsions néonatales ■ Réactions à certains médicaments ■ Alimentation hypocalorique
Pyruvate (acide pyruvique)	■ 35 à 100 µmol/L	■ Diabète ■ Carence grave en thiamine (vitamine B_1) ■ Infection en phase aiguë (probablement à cause d'une augmentation de la glycogénolyse et de la glycolyse)	

Rénine*	■ Régime normal en sodium
	  • *En position couchée*: 0,08 à 0,52 µg/L/s
	  • *En position debout*: 0,16 à 1,00 µg/L/s
		■ Hypertension rénovasculaire
		■ Hypertension maligne
		■ Maladie d'Addison non traitée
		■ Néphropathie accompagnée d'une perte de sel
		■ Régime pauvre en sel
		■ Traitement aux diurétiques
		■ Hémorragie
			■ Aldostéronisme primaire
			■ Augmentation de l'apport en sel
			■ Corticothérapie accompagnée d'une rétention de sel
			■ Traitement à l'hormone antidiurétique
			■ Transfusion sanguine

* Par dosage radio-immunologique.

Examens paracliniques et interprétation des résultats **66**

Intervalles de référence – Biochimie clinique (*suite*)

TABLEAU
2

Composants	Intervalles de référence (adultes)	Interprétation clinique des résultats	
		Valeurs plus élevées que la normale	**Valeurs plus basses que la normale**
	■ Régime faible en sodium • *En position couchée*: 0,25 à 1,25 µg/L/s • *En position debout*: 1,13 à 2,53 µg/L/s		
Sodium	■ 135 à 145 mmol/L	■ Hémoconcentration ■ Néphrite ■ Obstruction du pylore ■ Diabète insipide ■ Ingestion insuffisante d'eau ■ Déshydratation grave ■ Coma hyperosmolaire	■ Hémodilution ■ Maladie d'Addison ■ Myxœdème ■ Prise de diurétiques ■ Insuffisance surrénalienne, cardiaque ou hépatique ■ Diarrhée ■ Vomissements
Testostérone*	■ Femmes: 0,5 à 2,5 nmol/L	■ Femmes • Polykystose ovarienne	■ Hommes • Orchidectomie pour les

	■ Hommes : 10,0 à 30,0 nmol/L	• Tumeur virilisante • Hirsutisme	affections néoplasiques de la prostate ou du sein • Œstrogénothérapie • Syndrome de Klinefelter • Hypopituitarisme • Hypogonadisme • Cirrhose
Thyroxine (T_4)*	■ 65 à 138 nmol/L	■ Hyperthyroïdie ■ Thyroïdite ■ Prise de contraceptifs oraux (à cause de l'augmentation du taux des protéines de liaison de la thyroxine) ■ Grossesse	■ Hypothyroïdie primaire ou hypophysaire ■ Facteur idiopathique ■ Prise d'androgènes et de stéroïdes anabolisants (à cause de la baisse du taux des protéines de liaison de la thyroxine) ■ Hypoprotéinémie ■ Syndrome néphrotique
Thyroxine libre	■ 10,3 à 35 pmol/L	■ Les personnes présentant des taux normaux de thyroxine libre peuvent avoir des taux anormaux de T3 et de T4 causés par des préparations médicamenteuses. ■ Surcharge d'iode	■ Carence en iode
Thyrotrophine (TSH)*	■ 0,4 à 6,0 mU/L	■ Hypothyroïdie	■ Hyperthyroïdie

* Par dosage radio-immunologique.

Examens paracliniques et interprétation des résultats **68**

Intervalles de référence – Biochimie clinique (*suite*)

TABLEAU 2

Composants	Intervalles de référence (adultes)	Interprétation clinique des résultats	
		Valeurs plus élevées que la normale	**Valeurs plus basses que la normale**
Tolérance au glucose (administré par la bouche)	■ Caractéristiques d'une réaction normale 1. À jeun: 3,3 à 6,3 mmol/L 2. Absence de glucose dans l'urine 3. Limites supérieures de la normale • *À jeun*: 6,88 mmol/L • *1 heure*: 10,45 mmol/L • *2 heures*: 7,70 mmol/L • *3 heures*: 6,88 mmol/L	■ Valeur après 2 heures > 11,1 mmol/L = diagnostic du diabète	■ Des valeurs plus faibles après 2 ou 3 heures peuvent survenir en cas d'hypoglycémie
Transferrine	■ 2,0 à 3,5 g/L	■ Grossesse (3e trimestre) ■ Anémie ferriprive due à une hémorragie	■ Anémie pernicieuse en rémission ■ Anémie hypersidérémique ■ Thalassémie ou drépanocytose

		■ Hépatite aiguë ■ Polyglobulie ■ Prise de contraceptifs oraux ■ Carence en fer	■ Hémochromatose ■ Hémosidérose ■ Cancer ou autre affection du foie ■ Malnutrition
Triglycérides	■ 0,4 à 2,0 mmol/L	■ Hyperlipoprotéinémie de type I, IIb, IV ou V	■ Malnutrition ■ Abêta-lipoprotéinémie
Triiodothyronine (T_3), captation	■ 0,24 à 0,34 (valeur relative de captation)	■ Hyperthyroïdie ■ Déficience en TBG ■ Prise d'androgènes et de stéroïdes anabolisants	■ Hypothyroïdie ■ Grossesse ■ Excès de TBG ■ Prise d'œstrogènes ou d'anovulants
Triiodothyronine totale*	■ 1,08 à 3,14 nmol/L	■ Grossesse ■ Hyperthyroïdie	■ Hypothyroïdie ■ Cirrhose ■ Syndrome néphrotique
Tyrosine	■ 27,6 à 220,8 mmol/L	■ Tyrosinémie	
Urée	■ 2,0 à 8,0 mmol/L	■ Glomérulonéphrite ■ Obstruction urinaire ■ Intoxication au mercure ■ Syndrome néphotique ■ Hémorragie digestive ■ Corticothérapie ■ Aspergillose ■ Ingestion excessive de protides	■ Insuffisance hépatique grave ■ Grossesse ■ Malnutrition (insuffisance en protides) ■ Sécrétion inadéquate de l'hormone antidiurétique

* Par dosage radio-immunologique.

Examens paracliniques et interprétation des résultats **70**

Intervalles de référence – Biochimie clinique (*suite*)

TABLEAU
2

Composants	Intervalles de référence (adultes)	Interprétation clinique des résultats	
		Valeurs plus élevées que la normale	**Valeurs plus basses que la normale**
Viscosité	■ 1,4 à 1,8 s (eau à 37 °C)	■ Chez les personnes présentant une augmentation marquée des globulines (myélome multiple)	
Vitamine A (rétinol)	■ 0,35 à 1,75 µmol/L	■ Hypervitaminose A ■ Prise d'anovulants ■ Signes de toxicité (perte de cheveux, douleurs aux articulations, somnolence, migraines, vomissements, douleurs abdominales, sueurs excessives, ongles cassants)	■ Carence en vitamine A ■ Maladie cœliaque ■ Sprue ■ Ictère obstructif ■ Giardiase ■ Affection hépatique parenchymateuse ■ Cécité ■ Kératinisation de la cornée
Vitamine B$_1$ (thiamine)	■ 0,18 à 1,48 µmol/d	■ Certaines leucémies ■ Maladie de Hodgkin ■ Polyglobulie de Vaquez	■ Anorexie ■ Béribéri ■ Polyneuropathie ■ Myocardiopathie ■ Diabète ■ Alcoolisme

Vitamine B₆ (pyridoxal)	■ 120 à 540 nmol/L		■ Alcoolisme chronique ■ Malnutrition ■ Urémie ■ Convulsions néonatales ■ Malabsorption, comme dans la maladie cœliaque
Vitamine B₁₂*	■ 150 à 750 pmol/L	■ Lésions des cellules hépatiques en association avec une affection myéloproliférative (les taux les plus élevés s'observent dans la leucémie myéloïde)	■ Végétarisme strict ■ Alcoolisme ■ Anémie pernicieuse ■ Gastrectomie partielle ou totale ■ Résection de l'iléon ■ Sprue ■ Maladie cœliaque ■ Infection à *Diphyllobothrium latum*
Vitamine E	■ 18 à 28 µmol/L		■ Carence en vitamine E
Zinc	■ 7,65 à 22,95 µmol/L	■ Insuffisance coronarienne ■ Artériosclérose ■ Exposition professionnelle	■ Cancer du foie ■ Tuberculose ■ Sprue

* Par dosage radio-immunologique.

Examens paracliniques et interprétation des résultats **72**

Intervalles de référence – Épreuves immunologiques

TABLEAU 3

Composants	Valeurs normales	Interprétation clinique des résultats
Agglutinines froides	■ Résultat négatif ou < 1:32	■ Valeur élevée dans la pneumonie à *Mycoplasma*, dans les affections virales, dans la mononucléose, dans le myélome multiple et dans la sclérodermie.
Anticorps anti-ADN	■ < 70 U par dosage immunoenzymatique (ELISA) ■ < 1:20 par immunofluorescence indirecte	■ Épreuve utile pour confirmer un diagnostic ou pour surveiller l'activité pathologique et le pronostic du lupus érythémateux disséminé.
Anticorps anti-cellules pariétales	■ Résultat négatif	■ Épreuve utile pour diagnostiquer les affections gastriques chroniques et faire la distinction entre l'anémie pernicieuse auto-immune et les autres anémies mégaloblastiques.
Anticorps anti-insuline	■ < 3 % de liaison de l'insuline marquée, porcine ou bovine, par le sérum du patient	■ Épreuve utile pour déterminer le meilleur agent thérapeutique du diabète et la cause des manifestations allergiques. ■ Épreuve utilisée aussi pour déceler la résistance à l'insuline.
Anticorps antimembrane basale glomérulaire	■ Résultat négatif ou < 1:20	■ Épreuve surtout utilisée dans le diagnostic différentiel de la néphrite glomérulaire provoquée par les anticorps anti-membrane basale glomérulaire provenant d'autres types de néphrite glomérulaire.

Anticorps antinucléaire	■ Résultat négatif ou < 1:40	■ Valeur élevée dans le lupus érythémateux disséminé, l'hépatite chronique, la sclérodermie, la leucémie et la mononucléose.
Anticorps antirécepteurs de l'acétylcholine	■ Résultat négatif ou < 0,03 nmol/L	■ Épreuve considérée comme le critère servant à poser le diagnostic de la myasthénie chez les personnes présentant des symptômes.
Anticorps antiribonucléoprotéine	■ Résultat négatif	■ Épreuve utile pour établir le diagnostic du rhumatisme systémique.
Anticorps antisclérodermie	■ Résultat négatif	■ Diagnostic de la sclérodermie.
Anticorps anti-Sm	■ Résultat négatif	■ Diagnostic du lupus érythémateux disséminé.
Anticorps anti-SS-A/anti-SS-B	■ Résultat négatif	■ On trouve les anticorps SS-A dans le syndrome de Sjögren, associé ou non au lupus. ■ Les anticorps SS-B sont associés au syndrome de Sjögren primaire.
Anticorps antithyroglobulinique et antimicrosomial	■ Titre < 1:100 par une épreuve en gélatine ou par hémagglutination	■ La présence et la concentration de ces anticorps sont importantes dans l'évaluation et le traitement de divers troubles de la thyroïde, comme la thyroïdite de Hashimoto et la maladie de Grave, et elles peuvent indiquer des maladies auto-immunes antérieures.
Anticorps carcinoembryonnaire (ACE)	■ 0 à 2,5 µg/L (non fumeurs) ■ 0 à 5 µg/L (fumeurs)	■ La présence marquée et répétée de cet anticorps dans les cancers du colon, du rectum, du pancréas et de l'estomac donne à penser que les taux d'ACE peuvent servir à la surveillance thérapeutique de ces affections, mais il ne s'agit pas d'une épreuve de dépistage.

Examens paracliniques et interprétation des résultats **74**

Intervalles de référence – Épreuves immunologiques (*suite*)

TABLEAU 3

Composants	Valeurs normales	Interprétation clinique des résultats
Anticorps du virus de l'hépatite A : ■ IgM anti-HAV ■ IgG anti-HAV	 ■ Résultat négatif ■ Résultat négatif	 ■ Résultat positif dans la phase aiguë de l'hépatite A ; il se manifeste au début de la maladie. ■ Résultat positif en cas d'exposition antérieure et d'immunité au virus de l'hépatite A.
Anticorps du virus de l'hépatite B (HbsAc)	■ Résultat négatif	■ Résultat positif en cas d'exposition antérieure et d'immunité au virus de l'hépatite B.
Anticorps du virus de l'hépatite C (Ac anti-HCV)	■ Résultat négatif	■ Résultat positif en cas d'infection au virus de l'hépatite C ; il peut indiquer une infection aiguë (souvent asymptomatique) ou chronique (fréquente et parfois grave).
Antigène de surface de l'hépatite B (HbsAg)	■ Résultat négatif	■ Résultat positif dans la phase aiguë de l'hépatite B.
CA 125	■ 0 à 35 IU/mL	■ Valeur élevée dans les cancers gastroduodénaux, les cancers du colon, de l'ovaire et les autres cancers gynécologiques, ainsi que dans la grossesse, l'endométriose, la péritonite, la cirrhose.

Épreuves de dépistage de la mononucléose infectieuse (monospot, monotest, épreuve d'antigène hétérophile, virus d'Epstein-Barr [EBV], antigène de la capside antivirale IgM et IgG)	■ Résultat négatif	■ Les monospots et monotests positifs donnent des résultats probables; l'EBV IgM positif indique une infection aiguë et récente; l'IgG positif indique une infection antérieure.
Facteur rhumatoïde	■ Résultat négatif ou inférieur à 40 IU/mL	■ Valeur élevée dans l'arthrite rhumatoïde, dans l'endocardite due au lupus, dans la tuberculose, la syphilis, la sarcoïdose et le cancer.
Marqueur tumoral CA 15-3	■ < 30 IU/mL	■ Valeur élevée dans les cancers du sein métastatiques, du poumon et de l'ovaire.
Marqueur tumoral CA 19-9	■ < 37 IU/mL	■ Valeur élevée dans les cancers pancréatiques, hépatobiliaires, gastriques et colorectaux, ainsi que dans les cancers de l'ovaire et de l'utérus et dans les calculs biliaires.
Protéine C-réactive	■ < 5,0 mgL	■ Un taux élevé indique une inflammation active, une infection bactérienne, un Infarctus du myocarde, certains cancers ou des brûlures.
Sérologie du cytomégalovirus ■ IgG anti-CMV	■ Résultat négatif : < 0,9 unités/mL	■ Résultat positif (> 1:0 unité/mL), s'il y a eu exposition au CMV à un moment quelconque.

Examens paracliniques et interprétation des résultats **76**

Intervalles de référence – Épreuves immunologiques (*suite*)

TABLEAU 3

Composants	Valeurs normales	Interprétation clinique des résultats
■ IgM anti-CMV	■ Résultat négatif : < 0:79 ■ Résultat non concluant : 0:80 à 1:20	■ Les échantillons prélevés en phase aiguë et au cours de la convalescence peuvent aider à cerner l'infection aiguë. ■ Un résultat positif (> 1:20) indique généralement une infection aiguë. ■ Prélever de nouveau un échantillon 1 ou 2 semaines plus tard si le résultat n'est pas concluant.
Sérologie du virus d'Epstein-Barr (antigène de la capside virale IgG et IgM, antigène précoce IgG et antigène nucléaire IgG)	■ Résultat négatif : < 1:20 ou < 1:20 pour chaque épreuve individuelle	■ Agent de la mononucléose infectieuse. ■ L'épreuve permet de faire la distinction entre une infection aiguë et une infection chronique ou une infection antérieure (voir le tableau ci-dessous).

Virus d'Epstein-Barr (interprétation des résultats)			
	VCA-IgG	**VCA-IgM**	**Antigène précoce-IgG**	**Virus d'Epstein-Barr antigène nucléaire**
Phase précurseure	–	–	–	–
Infection aiguë	+	+	±	–

Phase de convalescence	+	±	±	+
Infection chronique ou réactivée	+	−	+	±
Infection antérieure	±	−	−	+

Présence d'anticorps: +
Absence d'anticorps: −
VCA: antigène de la capside virale

Composants	Valeurs normales	Interprétation clinique des résultats
Test de Lyme	■ Résultat négatif < 1:256 par immunofluorescence indirecte; pas de réaction par ELISA	■ Des résultats positifs peuvent aider à diagnostiquer la maladie de Lyme. Un faux positif peut survenir en présence de titres élevés de facteur rhumatoïde ou de syphilis. ■ Un test ELISA positif est confirmé par immunobuvardage.
Virus de l'hépatite C (ARN)	■ Résultat négatif	■ Résultat positif en cas d'infection à l'hépatite C; il peut être quantitatif.

Examens paracliniques et interprétation des résultats **78**

Intervalles de référence – Analyses biochimiques des urines

TABLEAU 4

Composants	Intervalles de référence (adultes)	Interprétation clinique des résultats	
		Valeurs plus élevées que la normale	**Valeurs plus basses que la normale**
Acétone et acétoacétate	■ Zéro	■ Diabète mal équilibré ■ État d'inanition	
Acide 5-hydroxy indole acétique (5HIAA)	■ 10 à 40 μmol/d	■ Carcinoïde malin ■ Cancer pulmonaire	
Acide delta aminolévulinique (ALA)	■ 0 à 40 μmol/L	■ Intoxication au plomb ■ Porphyrie hépatique ■ Hépatite ■ Cancer du foie	
Acide homovanillique	■ < 44 μmol/d	■ Neuroblastome	■ Maladie d'Addison
Acide oxalique	■ Jusqu'à 500 μmol/d	■ Hyperoxalurie primaire	
Acide phénylpyruvique qualitative	■ Résultat négatif	■ Phénylcétonurie	
Acide urique	■ 1,48 à 4,43 mmol/d	■ Goutte ■ Leucémie myéloïde chronique	■ Obstruction biliaire complète, ou presque complète

		■ Myélome ■ Polyglobulie ■ Certaines tumeurs	
Acide vanillylmandélique	■ 3,5 à 34,3 µmol/d	■ Phéochromocytome ■ Neuroblastome ■ Ingestion de certains aliments (café, thé, bananes) ou de certains médicaments, notamment les salicylates	
Aldostérone	■ Régime normal en sel : 11,1 à 55,5 nmol/d • *Trouble vasculaire rénal* : 27,7 à 111 nmol/d • *Tumeur* : 55,5 à 227,4 nmol/d	■ Aldostéronisme primaire (tumeur corticosurrénalienne) ■ Aldostéronisme secondaire ■ Déficience en sel ■ Surcharge en potassium ■ Administration d'ACTH à fortes doses ■ Insuffisance cardiaque ■ Cirrhose accompagnée d'ascite ■ Néphrose ■ Grossesse	
Amylase	■ 6,5 à 48,1 U/h	■ Pancréatite aiguë ■ Kyste ou cancer du pancréas ■ Oreillons ■ Affection des glandes salivaires	
Azote d'aminoacide	■ 3,6 à 14,3 nmol/d	■ Leucémie ■ Phénylcétonurie ■ Autres affections métaboliques	

Examens paracliniques et interprétation des résultats **80**

Intervalles de référence – Analyses biochimiques des urines (*suite*)

TABLEAU 4

Composants	Intervalles de référence (adultes)	Interprétation clinique des résultats	
		Valeurs plus élevées que la normale	**Valeurs plus basses que la normale**
Calcium	■ 2,5 à 6,2 mmol/d	■ Hyperparathyroïdie consécutive à une hypercalcémie ■ Intoxication à la vitamine D ■ Syndrome de Fanconi ■ Ostéoporose	■ Hypoparathyroïdie consécutive à une hypocalcémie ■ Insuffisance rénale chronique ■ Ostéomalacie ■ Rachitisme
Catécholamines	■ 0 à 675 nmol/d (valeurs totales) • *Adrénaline*: 0,10 à 0,40 (valeurs relatives) • *Noradrénaline*: 0,60 à 0,90 (valeurs relatives)	■ Phéochromocytome ■ Neuroblastome ■ Hypertension artérielle	■ Carence en vitamine D
Clairance de la créatinine	■ 1,24 à 2,08 mL/s		■ Affections rénales
Coproporphyrine	■ 0,075 à 0,45 µmol/d	■ Polyomyélite ■ Intoxication au plomb ■ Porphyrie	

Cortisol, libre	■ 55,2 à 248,4 µmol/d	■ Syndrome de Cushing	
Créatine	■ Hommes : 0 à 300 µmol/d ■ Femmes : 0 à 600 µmol/d	■ Fièvre typhoïde ■ Salmonellose ■ Tétanos	■ Atrophie musculaire ■ Anémie ■ Insuffisance rénale avancée ■ Leucémie
Créatinine	■ Hommes : 8,8 à 17,7 mmol/d ■ Femmes : 7,1 à 15,9 mmol/d	■ Dystrophie musculaire ■ Fièvre ■ Cancer du foie ■ Grossesse ■ Hypothyroïdie ■ Myosite ■ Diabète	■ Insuffisance rénale ■ Choc toxi-infectueux ■ Obstruction du tractus urinaire ■ Glomérulonéphrite ■ Polykystose rénale ■ Hyperthyroïdie
Cuivre	■ 0,22 à 0,9 µmol/d	■ Maladie de Wilson ■ Cirrhose ■ Néphrose	
Cystine et cystéine	■ 40 à 400 µmol/d	■ Cystinurie	
17-cétostéroïdes	■ Hommes : 35 à 76 µmol/d ■ Femmes : 21 à 55 µmol/d	■ Carcinome du testicule à cellules interstitielles ■ Hirsutisme ■ Hyperplasie surrénalienne ■ Syndrome de Cushing ■ Cancer virilisant des surrénales ■ Arrhénoblastome	■ Thyrotoxicose ■ Hypogonadisme chez la femme ■ Diabète ■ Hypertension ■ Maladie débilitante de gravité moyenne ou marquée ■ Eunochoïdisme

Examens paracliniques et interprétation des résultats **82**

Intervalles de référence – Analyses biochimiques des urines (*suite*)

TABLEAU 4

Composants	Intervalles de référence (adultes)	Interprétation clinique des résultats	
		Valeurs plus élevées que la normale	**Valeurs plus basses que la normale**
			■ Maladie d'Addison ■ Panhypopituitarisme ■ Myxoedème ■ Néphrose
17-hydroxy corticostéroïdes	■ 5,5 à 27,5 µmol/d	■ Maladie de Cushing	■ Hypofonctionnement de l'hypophyse antérieure
Épreuve d'absorption du D-xylose	■ Élimination urinaire: valeur relative de 0,16 à 0,33 de la dose ingérée		
Etiocholanolone	■ Hommes: 6,5 à 20,6 µmol/d ■ Femmes: 1,7 à 13,8 µmol/d	■ Syndrome génitosurrénalien ■ Hirsutisme idiopathique	
Glucose	■ Diabète	■ Trouble hypophysaire ■ Hypertension intracrânienne ■ Lésion du 4e ventricule	

Hémoglobine et myoglobine	■ Résultat négatif	■ Brûlures étendues ■ Transfusion de sang incompatible ■ Graves blessures musculaires par écrasement (myoglobine) ■ Hémoglobinurie paroxystique nocturne ■ Anémie hémolytique d'origine immunologique ou mécanique	
Hormone chorionique gonadotrophique – βHCG (test de grossesse)	■ Résultat négatif	■ Grossesse ■ Chorioépithéliome ■ Môle hydatiforme	

Hormone folliculostimulante (FSH)	■ Femmes
	  • *Phase folliculaire*: 5 à 20 IU/d
	  • *Phase lutéale*: 5 à 15 IU/d
	  • *Milieu du cycle*: 15 à 60 IU/d
	  • Après la ménopause: 50 à 100 IU/d
	■ Hommes: 5 à 25 IU/d
		■ Ménopause ou insuffisance ovarienne primaire	■ Insuffisance hypophysaire

Examens paracliniques et interprétation des résultats **84**

Intervalles de référence – Analyses biochimiques des urines (*suite*)

TABLEAU 4

Composants	Intervalles de référence (adultes)	Interprétation clinique des résultats	
		Valeurs plus élevées que la normale	**Valeurs plus basses que la normale**
Hormone lutéinisante	■ Hommes: 5 à 18 IU/d ■ Femmes • *Phase folliculaire*: 2 à 25 IU/d • *Pic de l'ovulation*: 30 à 95 IU/d • *Phase lutéale*: 2 à 20 IU/d • *Après la ménopause*: 40 à 110 IU/d	■ Tumeur hypophysaire ■ Insuffisance ovarienne	■ Insuffisance hypophysaire
Métanéphrines totales	< 7 µmol/d	■ Phéochromocytome (dans certains cas – rares – les métanéphrines sont élevées, mais les catécholamines et l'acide vanillylmandélique sont normaux)	

Œstriol	■ Femmes non enceintes • *Début de la menstruation* : 15 à 85 nmol/d • *Pic de l'ovulation* : 95 à 345 nmol/d • *Pic lutéal* : 75 à 365 nmol/d • *Après la ménopause* : 5 à 70 nmol/d ■ Hommes : 15 à 60 nmol/d		■ Détresse fœtale ■ Prééclampsie ■ Insuffisance placentaire ■ Diabète mal équilibré
Œstrogènes totaux (fluorométrique)	■ Femmes • *Début de la menstruation* : 4 à 25 µg/d • *Pic de l'ovulation* : 28 à 100 µg/d • *Pic lutéal* : 22 à 105 µg/d • *Après la ménopause* : 1,4 à 19,6 µg/d ■ Hommes : 5 à 18 µg/d	■ Hypersécrétion d'œstrogènes due à un cancer des gonades ou des surrénales	■ Aménorrhée primaire ou secondaire

Examens paracliniques et interprétation des résultats **86**

Intervalles de référence – Analyses biochimiques des urines (*suite*)

TABLEAU
4

Composants	Intervalles de référence (adultes)	Interprétation clinique des résultats	
		Valeurs plus élevées que la normale	**Valeurs plus basses que la normale**
11-désoxycortisol	■ 0,6 à 2,9 µmol/d	■ Forme hypertensive de l'hyperplasie surrénalienne virilisante due à une déficience en 11-bêta-hydroxylase	
Osmolalité	■ 250 à 900 mmol/kg	■ Utile dans l'étude de l'équilibre hydroélectrolytique	
Phosphore inorganique	■ 20 à 45 mmol/d	■ Hyperparathyroïdie ■ Intoxication à la vitamine D ■ Maladie de Paget ■ Cancer métastatique des os	■ Hypoparathyroïdie ■ Carence en vitamine D ■ Maladie infectieuse (périodes de fièvre)
Plomb	■ < 60 µmol/d	■ Intoxication au plomb	
Porphobilinogène ■ Analyse qualitative ■ Analyse quantitative	■ Résultat négatif ■ 0 à 4,4 µmol/d	■ Voir Analyse quantitative ■ Intoxication chronique au plomb ■ Porphyrie aiguë ■ Affection du foie	

Porphyrines ■ Analyse qualitative ■ Analyse quantitative	■ Résultat négatif ■ Coproporphyrine : 0,075 à 0,24 µmol/d ■ Uroporphyrine : jusqu'à 0,06 µmol/d	■ Voir Analyse quantitative ■ Porphyrie aiguë ■ Affection du foie ■ Intoxication au plomb (coproporphyrine seulement)	
Potassium	■ 26 à 123 mmol/d	■ Hémolyse ■ Insuffisance rénale chronique ■ Acidose ■ Maladie de Cushing ■ Kyste du corps jaune ■ Apport excessif lors d'une perfusion	■ Diarrhée ■ Insuffisance corticosurrénale ■ Malnutrition ■ Alcalose métabolique
Prégnandiol ■ Grossesse (semaines de gestation) : • 10 à 12 • 12 à 18 • 18 à 24	■ Femmes • *Phase proliférative* : 1,6 à 4,8 µmol/d • *Phase lutéale* : 6 à 22 µmol/d • *Après la ménopause* : 0,6 à 3,1 µmol/d ■ 15,6 à 47 µmol/d ■ 15,6 à 78,0 µmol/d ■ 47,0 à 103,0 µmol/d	■ Rétention placentaire dans l'utérus après l'accouchement ■ Certaines tumeurs corticosurrénaliennes	■ Insuffisance placentaire ■ Menace d'avortement ■ Mort intra-utérine

Examens paracliniques et interprétation des résultats **88**

Intervalles de référence – Analyses biochimiques des urines (*suite*)

TABLEAU 4

Composants	Intervalles de référence (adultes)	Interprétation clinique des résultats	
		Valeurs plus élevées que la normale	**Valeurs plus basses que la normale**
• 24 à 28 • 28 à 32	■ 62,4 à 131,0 µmol/d ■ 84,2 à 146,6 µmol/d		
Prégnantriol	■ Femmes: 0,3 à 6,5 µmol/d ■ Hommes: 1,2 à 7,5 µmol/d	■ Hyperplasie surrénalienne congénitale androgénique	
Protéines	■ < 150 mg/d	■ Néphrite ■ Infection urinaire ■ Insuffisance cardiaque ■ Intoxication au mercure ■ Protéines de Bence-Jones dans le myélome multiple ■ État fébrile ■ Hématurie	
Protéines de Bence-Jones	■ Absence	■ Myélome	■ Leucodystrophie métachromatique

Sodium	■ 40 à 220 mmol/d	■ Utile dans l'étude de l'équilibre hydroélectrolytique ■ Perte d'eau d'origine rénale ■ Insuffisance corticosurrénale	■ Alcalose métabolique ■ Insuffisance rénale aiguë ■ Arrêt du traitement diurétique ■ Diarrhée ■ Vomissements ■ Sudation
Urée	■ 0,32 à 0,57 mol/L	■ Catabolisme protéique excessif	■ Néphrite
Urobilinogène	■ Miction : < 0,42 mol/d ■ Collecte de 24 heures : jusqu'à 6,76 µmol/d	■ Anémie hémolytique	■ Diarrhée ■ Insuffisance rénale
Zinc	■ 2,3 à 18,4 mmol/d	■ Affection hépatique	■ Syndrome de malabsorption

Examens paracliniques et interprétation des résultats **90**

Intervalles de référence – Liquide céphalorachidien (LCR)

TABLEAU
5

Composants	Intervalles de référence (adultes)	Interprétation clinique des résultats	
		Valeurs plus élevées que la normale	**Valeurs plus basses que la normale**
Acide lactique	0,5 à 3,2 mmol/L	■ Méningite bactérienne ■ Hypocapnie ■ Hydrocéphalie ■ Abcès au cerveau ■ Ischémie cérébrale ■ Méningite fongique	
Albumine	150 à 300 mg/L	■ Certains troubles neurologiques ■ Lésion du plexus choroïde ou obstruction de l'écoulement du liquide céphalorachidien ■ Altération de la barrière hémato-encéphalique ■ Méningite bactérienne	
Chlorure	120 à 130 mmol/L	■ Urémie	■ Méningite aiguë généralisée ■ Méningite tuberculeuse
Glucose	2,75 à 4,13 mmol/L	■ Diabète ■ Coma diabétique	■ Méningite aiguë ■ Méningite tuberculeuse

		■ Encéphalite épidémique ■ Urémie	■ Choc insulinique ■ Hémorragie sous-arachnoïdienne
Glutamine	0,41 à 1 mmol/L	■ Encéphalopathies hépatiques, dont le syndrome de Reye ■ Coma hépatique ■ Cirrhose	
IgG	< 50 mg/L	■ Altération de la barrière hémato-encéphalique ■ Sclérose en plaques ■ Neurosyphilis ■ Panencéphalite sclérosante subaiguë ■ Infection chronique du SNC	
Lactate déshydrogénase	0,1 du sérum (valeur relative)	■ Affection du SNC ■ Méningite aiguë	
Numération globulaire (globules blancs)	0 à 5 × 10^6/L	■ Neurosyphilis ■ Polyomélite antérieure ■ Encéphalite léthargique	
Protéines	0,20 à 0,40 g/L	■ Méningite tuberculeuse ■ Neurosyphilis ■ Poliomyélite ■ Syndrome de Guillain-Barré ■ Hématome sous-dural ■ Tumeur au cerveau ■ Sclérose en plaques	

Examens paracliniques et interprétation des résultats **92**

TABLEAU 6

Autres valeurs

Composants	Valeurs normales	Interprétation clinique des résultats
Acétaminophène	Zéro	■ Taux thérapeutique : 10 à 30 mg/L
Acide valproïque	Zéro	■ Taux thérapeutique : 347 à 693 µmol/L
Aminophylline (théophylline)	Zéro	■ Taux thérapeutique : 55 à 110 µmol/L
Amitriptyline	Zéro	■ Taux thérapeutique : 180 à 720 nmol/L
Bromure	Zéro	■ Taux thérapeutique : 50 à 500 mg/L
Carbamazépine	Zéro	■ Taux thérapeutique : 25 à 42 µmol/L
Chlordiazépoxide	Zéro	■ Taux thérapeutique : 2,0 à 17,0 µmol/L
Diazépam	Zéro	■ Taux thérapeutique : 350 à 900 nmol/L
Digitoxine	Zéro	■ Taux thérapeutique : 18 à 35 µg/L
Digoxine	Zéro	■ Taux thérapeutique : 1,0 à 2,6 nmol/L
Doxépine	Zéro	■ Taux thérapeutique : 180 à 720 nmol/L (comprenant les métabolites)

Éthanol	0 à 0,01 %	- Seuil légal : 17,4 mmol/L (0,08g/100 mL) - Intoxication grave : > 65 mmol/L - Létalité : > 87 mmol/L
Gentamicine	Zéro	- Taux thérapeutique : 4 à 10 mg/L
Imipramine	Zéro	- Taux thérapeutique : 180 à 710 nmol/L (comprenant les métabolites)
Lithium	Zéro	- Taux thérapeutique : 0,6 à 1,2 mmol/L
Lidocaïne	Zéro	- Taux thérapeutique : 6,4 à 21,4 µmol/L
Méthanol	Zéro	- Intoxication grave : > 6,2 mmol/L - Létalité : > 25 mmol/L
Méthotrexate	Zéro	- Taux toxique (48 heures après une dose élevée) > 1 000 mmol/L
Monoxyde de carbone	0 à 2 %	- Symptômes si saturation de 10 à 30 %
Phénobarbital	Zéro	- Taux thérapeutique : 85 à 215 µmol/L
Phénytoïne	Zéro	- Taux thérapeutique : 40 à 80 µmol/L
Primidone	Zéro	- Taux thérapeutique : 25 à 45 µmol/L
Propanolol	Zéro	- Taux thérapeutique : 190 à 770 nmol/L

Examens paracliniques et interprétation des résultats **94**

TABLEAU 6

Autres valeurs (*suite*)

Composants	Valeurs normales	Interprétation clinique des résultats
Quinidine	Zéro	■ Taux thérapeutique : 6 à 15 µmol/L
Salicylates	Zéro	■ Taux thérapeutique : 20 à 250 mg/L ■ Taux toxique : ≥ 300 mg/L
Vancomycine	Zéro	■ Pic thérapeutique : 20 à 40 µg/mL ■ Taux thérapeutique : jusqu'à 5 à 10 µg/mL

Références bibliographiques

1. *Jacobs and Demott's Laboratory Test Handbook*, 5e éd. (2001). Hudson (Ohio) : Lexi-Comp. Inc.
2. Traub, S.L. (1996). *Basic Skills in Interpreting Laboratory Data*, 2e éd. Bethesda : American Society of Health-Systems Pharmacy.
3. www.bioscientia.de.
4. www.gpnotebook.co.uk/simplepage.cfm?ID=429195241&linked=8734.
5. www.bloodbook.com/ranges.html.
6. www.buymedicals.com/MedicalInfo/2-urine.asp.
7. www.thailabonline.com/lab-normalrange.htm.
8. *Directory of Services and Interpretive Guide* (2001). LabCorp.
9. www.e-sante.fr.
10. www.doctissimo.com.
11. Doré, D. (1994). *Biochimie clinique*. Mont-Royal (Québec) : Éditions Le Griffon d'argile.
12. *Manuel SI des soins de la santé* (1986).